火柴棒医生手记系列

# 捏捏小手
# 百病消

周尔晋　周淳　职俊红　著

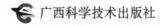
广西科学技术出版社

**图书在版编目（CIP）数据**

捏捏小手百病消/周尔晋，周淳，职俊红著. —南宁：广西科学技术出版社，2012.5（2020.3重印）

ISBN 978-7-80763-738-7

Ⅰ．①捏… Ⅱ．①周…②周…③职… Ⅲ．小儿疾病—推拿 Ⅳ．①R244.1

中国版本图书馆CIP数据核字（2012）第038363号

NIENIE XIAOSHOU BAI BING XIAO
**捏捏小手百病消**

周尔晋　周淳　职俊红　著

| | |
|---|---|
| 策划编辑：刘　洋 | 责任编辑：冯靖城 |
| 责任审读：张桂宜 | 装帧设计：卜翠红 |
| 责任校对：张思雯 | 责任印制：高定军 |

出　版　人：卢培钊　　　　　　　出版发行：广西科学技术出版社

社　　　址：广西南宁市东葛路66号　　邮政编码：530023

电　　　话：010-58263266-804（北京）　0771-5845660（南宁）

传　　　真：0771-5878485（南宁）

网　　　址：http://www.ygxm.cn　　　在线阅读：http://www.ygxm.cn

经　　　销：全国各地新华书店

印　　　刷：唐山富达印务有限公司　　邮政编码：301505

地　　　址：唐山市芦台经济开发区农业总公司三社区

开　　　本：710mm×980mm　　1/16　　拉页：1

字　　　数：174千字　　　　　　　　印张：15

版　　　次：2012年5月第1版　　　　印次：2020年3月第27次印刷

书　　　号：ISBN 978-7-80763-738-7

定　　　价：32.00元

# |目 录|

## 第三章　周氏小儿推拿术穴位详细解说

## 第四章　孩子不爱吃饭，调理脾胃是重点——脾胃系统保健按摩法

## 第五章　孩子咳嗽老不好，清理肺热是关键——小儿呼吸系统保健按摩法

## 第六章　父母有多用心，孩子就有多聪明——小儿脑部疾患保健按摩法

## 第七章　让孩子的世界更美丽——小儿五官疾病按摩保健法

**后记 周氏小儿推拿术，给孩子一个美好的明天**

# 我用小儿推拿术救了大女儿的命

在《人体×形平衡法》一书中，我曾经说过，我的高低医学共包括三个部分：一是×形平衡法，二是耳穴压穴疗法，三就是小儿推拿术。

因为小儿推拿术的威力非常大，而且不用吃药打针，对孩子的健康可谓是百利而无一害，所以我一直将小儿推拿术称为中医学的"实用魔术"。

小儿推拿原本不为我的强项，但与人体×形平衡法相结合，就成为我的强项，这就是我的周氏小儿推拿术。

周氏小儿推拿术其实与×形平衡法同出一脉，只不过因为小儿的高升点与成人有所不同，大部分集中在手上，所以只要摸摸手指头与手穴，就可以达到恢复相对平衡的目的。

可以说，小儿推拿术就是我学医的起点。认识我的人都知道，从识字时起，我就开始躲在家里的楼上读祖父遗留下来的医书。祖父周正升，是清代的秀才，也是我们当地有名的中医，医德高尚，医术高超，作风严谨。我虽无缘聆听他的教诲，却仰慕他的为人。9岁的我，拖着鼻涕，连裤子也没系住，露腚在所难免，常常大出洋相。小伙伴赠以绰号"猪八戒"——非但丑陋，又好吃如命。但这个"猪八戒"，放学回家后就蹲在楼上读医书。

其实，那医书就是我家的金矿，祖父虽无医书传世，但大凡他学过的医书，空白处都有他亲笔写下的心得与体会，这是他心血的结晶，是他留给子孙的无价之宝。父亲没有好好珍惜，倒是我这个9岁的小孩，到这里挖掘宝藏来了。

医书是枯燥无味的，我读起来也非常吃力，似懂非懂，甚至许多字我都不认识，只好连蒙带猜。奇怪的是，我的兴趣特浓，简直是走火入魔。有时看得入迷，母亲叫我吃饭，我也不想下楼。其中有本名叫《幼科铁镜》的书，作者是安徽贵池的夏禹铸先生。这是一本专讲小儿推拿的书，我一看就迷上了。小儿推拿学如同魔术般神奇，只要摸摸手指头，推推手臂，竟然就可以治病！夏禹铸在其中还有篇文章《推拿代药赋》，将每个穴位与用药联系起来，即推拿某个穴位等于吃某药，如旋推大拇指面（补脾土）等同吃人参、白术。原来孩子的大拇指上有极为丰富的取之不尽、用之不竭的人参与白术，只要旋推，就可以取到与吃到，也就是说即使是穷得叮当响的小儿，也是医药的亿万富翁，手就是百药皆存的医药宝库。

对于孩子双手上的丰富宝藏，我的体会实在是太深刻了。我这个"半吊子"医生当年就是用小儿推拿术，用自己的双手，从死神手中救出了我的大女儿。

那时我的大女儿两岁，患了病毒性肺炎，高烧41℃不降，医院发出了病危通知单。邻床的小男孩与我女儿同病，但情况要好很多。那时候我刚学小儿推拿术，看着心爱的女儿心急如焚，便偷偷地在医院不知情的情况下为她按摩了三次，奇迹出现了：我女儿热度迅速下降，体温恢复正常，转危为安。而邻床那个男孩却不幸夭折了。

这是我首次体会到小儿推拿术的妙用，体会到小儿推拿术的神奇。另一例是我用推拿术花费五个月为小女治疗先天性心肌炎，后又用耳针彻底治好了她的病，便写了一篇文章发表于《新安晚报》，此文发表之后，有人用此文的医疗法，真的治好了自己女儿的先天性心肌炎，考上大学，读到大学毕业。先天性心肌炎是目前世界上连专家也治不好的绝症，所以此文引起报社重视，从而有系列文章的发表，有内版×形平衡法的出版，也才有今天的局面。也可以说是小儿推拿术救了小女之命，她目前是报社记者，身体情况良好。

我还用小儿推拿术，成功地救活了白血病晚期患儿与严重的中毒性菌痢患儿。我运用小儿推拿术，在仓镇大队，只用一周时间就控制住了小儿百日咳的蔓延，一个中午就推拿小儿12人，一次而愈。也就是说，我不仅用小儿推拿术治愈无数例常见病、多发病，更用它治愈了很多疑难病甚至白血病。

实践乃是最好的老师，经过无数次理论论证与实践操作，我的小儿推拿术如今愈加完善与成熟，也挽救了无数孩子的性命。我摘取了其中一部分病例在本书中与大家分享，希望能帮到你们。

小儿推拿术乃是小儿手上真正的仙丹，用小儿推拿术可以增强儿童体质，使其健康成长，更能增加聪明与智慧，如补脾土、肾水都有益于大脑发育，增强小儿记忆力与智慧，潜力无穷，妙用无穷。

再次，我呼吁朋友们共同努力繁荣小儿推拿术，充分地利用小儿双手上的亿万财富，以使小儿健康成长。人体全身是宝，而双手则是宝中之宝，既要在全身觅宝，更要好好开发两手之宝藏。愿我们共勉，奋勇向前。

# 第一章

# 父母是孩子最好的医生

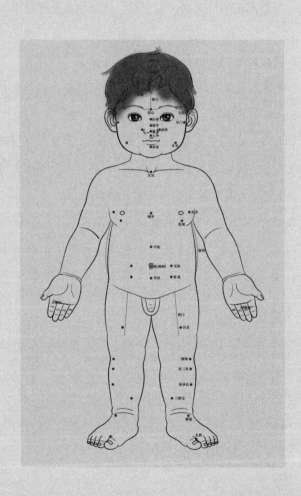

# 1. 用双手守护好每个稚嫩的生命

　　记得有一次，一位年轻的母亲抱着自己两岁的孩子来找我。她说这孩子经常上火，还有严重的口臭，大便也特别干，两天才拉一次大便，这次是因为孩子发烧来找我的。

　　我当时就拉着小孩子的左手，在他无名指的桡侧直推了300次。十几分钟后，小孩就退烧了。我告诉这位母亲，回去要坚持给孩子推无名指的桡侧面，每天300次。

　　约两周后，我再见到那位母亲的时候，她告诉我，孩子的口臭、大便干燥等症状都没了，也不闹人了。其实，这个孩子是有肺热了。中医上讲"肺与大肠相表里"，肺有热就会传到大肠上，所以孩子的大便不干才奇怪呢！而直推无名指的桡侧面正有清除肺热的作用。

　　在我义务行医的40多年间，用小儿推拿术治好的婴幼儿、青少年，已经记不清有多少了。我常常听到孩子的父母跟我说："你这双手真神奇，简单几下，竟然把孩子的病给治好了！"

　　其实，我可是一个唯物主义者，"神奇"两个字我是不受用的，因为凡事都讲究一个道理。能够把那么多孩子都用推拿之法调治好，简单地说，我只不过是吸取、传承了中医小儿推拿的方法，然后再加上自己对中医的思考，琢磨出来的一套方法而已。

　　说起小儿推拿术，大家可能所知不多。那我就从大家知道的开始，震惊世界的1972年长沙马王堆汉墓考古一事，大家应该都有所耳闻。

1973年考古现场出土了一本书叫《五十二病方》，里面就记载了小儿推拿术。后来记载小儿推拿的专著就多了。比如，被誉为"药王"的唐代名医孙思邈所著的《千金要方》，里面就记载了运用膏摩避风寒的小儿保健护理法。16世纪末，四明（今浙江宁波）陈氏在前人的基础上，从理论和实践两方面对小儿推拿作了总结，写成了中国第一部小儿推拿专著《保婴神术》，又称《小儿按摩经》，被收录在《针灸大成》中。

我小时候可不像现在，书到处都能买到，我能看到的只有祖父周正升的手抄本医案集。我经常一放学回家，就蹲在楼上读他老人家留下来的医书。那时太小，完全是"好读书不求甚解"，但是记性却出奇地好，很多医典名句都记在心里。

小时候，记忆力好，理解力差。长大了，理解能力强了，记忆力却差了。我很幸运，自己在小时候记了很多医典。等我成年后专门钻研医学的时候，再去理解这些医典名句，并没有费太大的力气。后来，我又专门找了很多资料，系统学习了老祖宗留下来的小儿推拿术，功夫不负有心人，我终于总结出了自己的小儿推拿术。

我的×形平衡法中讲的上、下、左、右、中，也即是心、肾、肺、肝、脾。我大刀阔斧，将小儿推拿术加以简化，精化，通俗化，大众化，深化，即以小儿左手的脾、肝、心、肺、肾为基础，去掉一些繁琐难记的穴位，普遍用之于常见病与多发病，也用之于疑难病，甚至是白血病。

捏捏小手百病消

# 2. 孩子的小手就是一座随身的医药宝库

世间的万事万物，只有平衡才能存在。中医也讲，人要想不生病，就要保持阴阳平衡。老人如此，中年人如此，小儿亦是如此。我曾经看过一个报道，说西方有科学家研究发现，人的理想寿命应当是160岁。但是由于受到疾病、环境污染等等原因，很难达到。根本原因就是人没有绝对的健康。那人为什么会生病？当不平衡由量变到质变的时候，就成"病变"了。

那么，疾病是怎么一个不平衡呢？中医上讲，气为阳，血为阴；上升的为阳，下降的为阴；清为阳，浊为阴。阴阳一定要相对平衡。我是从《黄帝内经》的《缪刺论》中发现人体平衡的真谛的。《黄帝内经》在多个章节都提到了"上下左右"治病的法则。比如说，《素问·五常政大论》中说："气反者，病在上，取之下，病在下，取之上。"又如，《灵枢·终始篇》云："病在上者，下取之；病在下者，高取之；病在头者，取之足；病在腰者，取之腘。"

我选择"上下左右"四字加以研究，在总结了多年以后，我又加入了"中"字。而"上下左右中"就成为我大半生用以探寻人体神奇平衡力的总纲。

终于，我从中总结出"高低医疗学"。所谓"高低医疗学"，就是研究人体低沉点与高升点以及如何达到相对平衡的学问。就人体来说，不平衡是绝对的，平衡是相对的。因此，只要能保持相对平衡的状态，就是一个健康的人，也即是一个相对健康的人。而不平衡由量变达到质变，一端出现了低沉点（也就是病变点），另一端必然出现高升点（也就是反应点、敏感点），这便产生了疾病。

医生的职责乃是准确地找出低沉点（病变点），而后再找出高升点（准确取穴）。只要在高升点上施加压力，通过大脑这个支点，就可以促使高升点下沉，而另一端的低沉点就会上升，从而恢复相对平衡，也就治好了疾病。

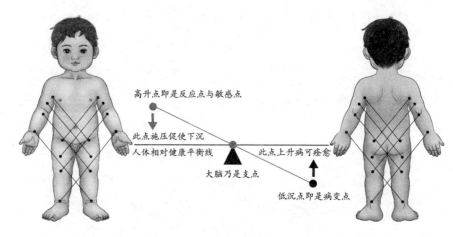

高升点即是反应点与敏感点

此点施压促使下沉

人体相对健康平衡线

大脑乃是支点

此点上升病可痊愈

低沉点即是病变点

调动人体神奇平衡力原理及取穴示意图

很多家长都带孩子玩过跷跷板，其实，我觉得人生病的时候，跟跷跷板两头重量不一致是一个道理。

只是小儿病变的高升点多集中在手上，按摩穴位，也即是促使高升点下沉，而另一端的低沉点则上升，恢复到相对平衡线，病就好了。

古老的推拿手法，乃男取左手，女取右手，而周氏小儿推拿术，则不论男女都取左手，因右大脑分管左手，右脑为人之遗传脑，左脑为人之行为脑，故都取左手是对的。

小儿刚来到这个世界上，五脏六腑的功能还不健全，这个时候很容易受到外邪的入侵，从而产生疾病。但是，如果每位家长都能立即找到孩子身体里的跷跷板，那孩子就会轻轻松松拥有健康，远离疾病。

# 3. 小儿推拿术就是激发孩子内药的金钥匙

中医有两大药库，一个是大自然药库，那是中草药，是外药。二是人体经络学，那是人体药库，是内药。明确地提出"人体药库学"这个词，是我自学中医几十年来思想解放的结晶，可以说来之不易，来之艰辛。这个"人体药库学"的思想，是中医所独有的，也就是说人自呱呱坠地体内就拥有一个丰富的大药库，而且越用越丰富，直至死亡。

药库就是经络，给小儿做推拿，就是为了激发小儿体内的药库，从而使身体达到阴阳平衡，治愈疾病。

为什么说这个思想是中医所独有的呢？其实，现代医学也发现了，人体有一个免疫系统，是人体抵御病原菌侵犯最重要的保卫系统。当外界的细菌病毒入侵身体的时候，身体会有自我抵御能力、自我修复能力。比如说，当我们不小心擦伤的时候，即便不管它，很快也会长疤，几天后疤一脱落，皮肤又变得完好无损了。但是，这种免疫系统只能应对比较轻的疾病。另外，它是被动的。

而我所说的"人体药库学"，是指通过一些方法，主动调整身体的平衡，治愈那些自身免疫系统应付不了的疾病。

另外，通过小儿推拿，我们就可以主动去应对疾病。就拿小儿发烧来讲吧，很多小孩子发烧的时候，不用吃药，几天后烧也可能会退下去。但是，小儿推拿可以让孩子迅速退烧，而且不会有药物的副作用。

自序里我说过，我的大女儿两岁时，患上了病毒性肺炎，高烧41℃不降。用了一些药也不见效果，医生无奈之下只好下了病危通知单。看着原本活泼爱笑的女儿，因为生病而变得精神萎靡、双眼没神，我爱人不知道哭了多少回。而医院与我女儿同室的还有一个小男孩，虽然得的病和我女儿一样，但是病情就要好得多。那时，我初学小儿推拿术，便偷偷按摩女儿的手指为其降热，最终奇迹出现了，女儿的高烧很快降了下来，转危为安，而邻床的男孩却因降热无功而夭折。

从那以后，我明白了一个道理，强大的活力、婴幼儿对生命的渴望，乃是人体内药中最珍贵且起决定性作用的因素，而推拿正是激发小儿体内药库的钥匙。

既然推拿是激发小儿内药的钥匙，那么推拿有什么原则吗？当然有，那就是运用"人体×形平衡法"来进行小儿推拿。通过小儿推拿，可以起到未病先防、防病传变的作用。

首先，通过按摩，小儿气血调和、经络通畅、阴阳平衡、正气充足，因此可以起到不得病、少得病的功效。

其次，小儿得病后传变较快，易发生危急状态，小儿推拿可以起到预防发病、防止传变以及发生危急病症的作用。

# 4. 我为什么偏爱小儿手部推拿

对于小儿推拿，我特别偏爱"照顾"孩子的双手。这里，我有三个主要的原因。

第一，双手是阳气之本，推双手可以助阳气。

大家看过小鸡崽吗？小鸡崽刚孵化出来的时候，天天都躲在母鸡的翅膀下面。还有山林里的小树苗，刚长出来的时候，总是长在大树根部。婴幼儿也是如此，得让全家人呵护着。为什么？小孩子的身体太娇嫩了，五脏还没有发育完全。五脏虚弱，外邪一入侵，就很容易生病。所以我说，"虚"是小儿生病的根本。即便是小儿出现食积、发烧等，也属于"虚中之实"，根本还是"虚"。

《黄帝内经》中明确指出"四肢者，诸阳之本也"，以及"邪布于四末"。四肢是阳气的根本，所以，通过小儿手部推拿，就可以激发阳气，使阴阳平衡，从而达到治病防病的目的。

现代医学也认为，四肢是人体的末梢，它是最敏感的，稍一受到刺激，全身就会有反应。所以，当身体生病的时候，四肢的末梢就会有反应。反过来讲，通过刺激四肢的末梢，就可以用来治病。

第二，小儿的高升点多集中在双手上。

当我们四肢伸展的时候，正好是一个×形。另外，中医上讲，我们的双手、双脚、两耳等等，都是全身反射区。所以，当孩子生病的时候，身体某个部位会出现一个低沉点（病变点），那么，在双手上必定会出现一个高升点，只要通过手部推拿，就可以把这个高升点降下去，这样病就治好了。

另外，很多人都问过我一个问题，既然四肢都是反射区，为什么不给小儿推双足呢？其实，孩子的双足和双手一样，都可以治病。但是，两手的效果更好。为什么呢？这里有个有趣的现象。中医讲阴阳，如果从对应关系上讲，上为阳，下为阴；手为阳，足为阴；幼为阳，老为阴。所以，生活中我们经常说"人老先老腿"，老年人要多泡脚。而小孩子，当然要多按摩手部的穴位了。

第三，小儿手部的穴位不是一个点，而是点、线、面的结合。

大人身体上的穴位，可以说是"一个萝卜一个坑"，一个点就是一个穴位。但是，中医的先贤们发现，小孩子的手掌比较小，所以穴位不仅呈点状，也可能呈线状或面状。

另外，小孩子手上有很多特定的穴位，长大以后这些穴位就不敏感了。就拿常见的小儿腹泻、呕吐来说吧，只要在拇指掌面近节或大鱼际外侧缘直推200次，就可以很快把孩子的病治好，因为这条线属于胃的反射区。而当小孩子出现胸闷、咳喘的时候，可以旋推无名指的螺纹面300次，这个螺纹面就是肺的反射区了。

总的来说，作为父母，学好小儿双手的推拿，就可以提升小儿身体里的阳气，促进阴阳平衡，让小儿百病不生。

# 5. 我最为推崇的小儿捏脊疗法

　　我的孙女早产，落地的时候体重不足4斤，吃奶皆吐。我这个当爷爷的，主动当起了孙女的保健医生，每天给她捏脊、摸指，一直持续了40天，她终于能正常吃奶了。现在，她的妈妈常说她是"铁胃肠"，因为她从未闹过胃肠病，身体也非常结实。

　　另外，我记得有一个叫杨家堂的人，儿子两岁，患白血病晚期，肝脾肿大，腹大如鼓，高烧40℃以上不退，我用小儿推拿术为其退热，再施用捏脊疗法，捏脊20天，出现了奇迹，非但他的体温恢复正常，肝脾大亦消失。足见"捏脊疗法"的威力无穷，竟可以与血癌一决雌雄（遗憾的是孩子五个月之后因肺炎而逝）。

　　这一节，我就要专门说一说我非常推崇的小儿捏脊疗法。其实，小儿捏脊疗法也是人体×形平衡法的一种。在《黄帝内经·缪刺论》中，我体会到"上下左右"这个纲，后来我加了个"中"字，我为这"上下左右中"五字诀，奋战一生，其中的"中"字我特别欣赏。而脊柱正是位于人体的中心线上。

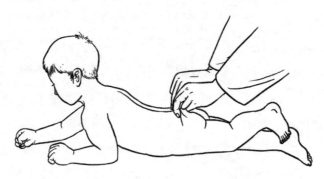

　　每天给孩子捏脊一两次，一次捏5～10遍，以脊柱两侧皮肤微有潮红为有效。可使孩子全身气血通畅，百病不生，还有助于孩子的智力发育。

我向每一位年轻的父母郑重推荐中医传统的捏脊疗法，即孩子俯卧床上，父母双手拇指与食指并拢，从尾椎骨沿脊柱向上捏，连皮带肉用力捏起即放下，一直捏到颈项发际处为止。一天捏一两次，一次捏5～10遍，以脊柱两侧皮肤微有潮红为有效。

给孩子捏脊的好处有很多，我简单给大家列举几条。

一是因为脊柱乃是大脑的外延与重要通道，大脑通过脊柱脊髓指挥内脏与四肢的活动，可谓人体的要塞与要害部位，坚持给小儿捏脊，可以疏通这些要塞，使孩子全身气血通畅。

二是儿童的脊柱两侧有17对穴位，即34个，医称有"华佗夹脊"穴。像脾俞、肺俞、肾俞、心俞、肝俞等等，都在夹脊穴上，以捏代针，可以提高小儿的正气。"正气存内，邪不可干"，从而减少小儿发病的概率。

三是从中医上讲，脊柱是人的奇经八脉中的督脉。督脉的作用就是"督一身之阳气"，我们身体上的六条阳经都与督脉交汇在大椎穴上，督脉行脊里，入络脑，又络肾，与脑、髓、肾关系密切，可反映脑、髓、肾的生理功能和病理变化。《本草纲目》称："脑为元神之府。"经脉的神气活动与脑有密切关系，所以督脉与人的神志、精神状态密切相关。脑是人的高级中枢，脊髓是低级中枢，而督脉的路线与脊髓有重复的地方。所以，经常捏脊，可以让小儿阳气充足、精力充沛，还有助于智力发育。

四是依据我的"高低医疗学"中所说的"四边有病中间平"的原则，脊柱处于人体的中线，对头部、四肢、诸内脏均有调节作用。经常捏脊，可以使小儿全身的阴阳平衡，免于疾病。

小儿捏脊疗法是一个良好的保健措施、防病治病措施，但贵在坚持，只要有恒心坚持下去，做父母的定可得到意想不到的收获，那就是有个健康强壮的孩子。

# 6. 按摩是与孩子交心的最好方法

前面我说了很多，讲了我创立的人体×形平衡法，讲了小儿旺盛的生命力以及身体里潜藏着的宝贵药库，然后又讲了在人体×形平衡法的基础上总结出来的小儿手部推拿和捏脊疗法。以下我会围绕这些内容展开。但是，我更想表达的是，父母是孩子最好的医生，父母给孩子进行推拿的过程，是父母爱心传递的过程，希望每位父母都积极地行动起来。

现在每个家庭基本都是一个孩子，我见到过很多年轻的父母，当孩子生病的时候束手无策，当爸爸的焦虑不安、徘徊不止，当妈妈的只知道抹眼泪。这种无为的表现，我觉得是不符合中医上讲的天人合一的自然规律的。

举个最简单的例子吧，大家小时候都玩过老鹰捉小鸡的游戏，老鹰来了，鸡妈妈会勇敢地伸出自己的翅膀，把鸡崽护在下面。这时候，母鸡传递给小鸡们的就是一种生活的信心。可是，当孩子生病的时候，很多做父母的表现实在太软弱了，怎么能给孩子传递一种生活的勇气？

所以，我在这里强烈建议，每位父母都要多用些心，行动起来，学着多给孩子做一做推拿，有病治病，无病健体。

就像我上面讲的，小儿推拿术实在是老祖宗留给我们的好东西。首先，它操作简单，易学好用，只要按照要求，不需要任何器械、药品及医疗设备，几次操作练习就可以掌握基本的方法。只是依靠家长的双手在小儿体表部位施行手法，就可以达到防治疾病的目的，也不受时间地点的限制，随时随地都可以实施，而且节省费用。

此外，小儿推拿术非常安全，完全没有副作用。我见过很多父母，

捏捏小手百病消

把孩子送到医院以后，医生用抗生素时担心药物有副作用，扎针时又害怕孩子受苦，同时又害怕治不好病。而小儿推拿术是一种自然疗法，没有毒副作用，治疗中避免了某些药物的不良反应或毒性反应，同时也纠正了药物中因剂量不适而对患者身体所造成的不良反应或危害，是一种有利无害的治疗方法，完全符合当今医学界推崇的"无创伤医学"和"自然疗法"的要求。

再者，小儿推拿术安全稳当、不易反弹。孩子不会有任何痛苦感，甚至感到是一种享受，在治疗过程中完全不会产生恐惧心理。只要对疾病诊断正确，依照小儿推拿术的操作方法合理进行施治，一般不会出现危险和不安全问题。

当然，最主要的是它见效快、疗效高。本书里所讲的方法，已有不计其数的人试过，对小儿常见病、多发病都有较好的疗效，尤其对于消化道疾病效果更佳，对许多慢性病、疑难病也有比较好的疗效。

总之，多关心一下自己的孩子，孩子就会减少生病的机会，家庭也就会多一分欢乐！

# 第二章

# 给孩子治病，用手比用药更管用

## ——周氏小儿推拿术常用穴位及手法

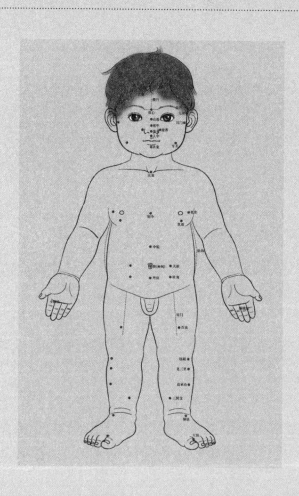

# 1. 头部按摩穴位及手法介绍

本章会详细讲解周氏小儿推拿术的主要穴位与手法，按摩次数依年龄大小与病情轻重而定，未注明的一般一天一次，一岁以下的孩子100～200遍，一到两岁的孩子250～300遍，两到五岁的孩子300～500遍，五岁以上500遍，揉均为顺时针方向。为了避免重复，此后不再赘述。

### 头部按摩四法

开天门、推坎宫、揉太阳、揉高骨合用，称之为头部按摩四法，常用于头痛、轻型感冒发热发汗等症，也用于平时的保健按摩。开天门俗称"开天眼"，有醒脑、明目、增智的作用。

（1）开天门。两手拇指交替从眉心推至前发际，每天一至两次，每次30～50遍。开天门能疏风解表，开窍醒脑，镇静安神。常用于外感发热、头痛等症，若惊惕不安，烦躁不宁可与清胆经、揉百会合用。

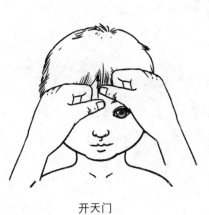

开天门

（2）推坎宫。两手拇指分别从眉心同时分推向眉梢，每天一至两次，每次30～50遍，适用于外感

发热、惊风、头痛，也
适用于眼疾。若用于治
疗目赤，可与清胆经、
掐揉鱼际交、清天河水
合用。

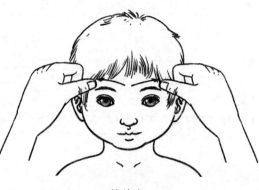

推坎宫

（3）揉太阳。眉
梢与目外眦之间向后约
一横指的凹陷处，即太
阳穴。此法有补泻之分。用双手
中指罗纹面着力或双手拇指罗纹
面着力，从下向前再向上向后揉
圈运动为补法，由前向后直推为
泻法，称为推太阳。每天一至两
次，每次30～50遍。补法可用于
外感发热、头痛、惊风、眼疾，
也可以消除疲劳、安神健脑，对

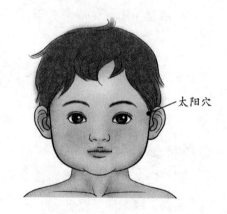

太阳穴

偏头痛也有很好的疗效。外感表实头痛用泻法，推太阳主要用于外感
发热。

（4）揉高骨。耳后入发际
处即耳后高骨，乳突后缘下凹
陷中偏上，相当于风池穴。用
两手拇指着力分按两穴揉圈，
每天一至两次，每次30～50
遍，用于头痛、感冒头痛、惊
风、烦躁不安。

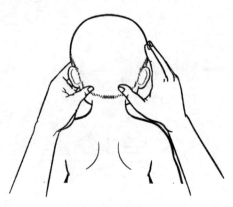

揉高骨

## 头部其他按摩穴位及手法介绍

（1）揉百会。百会位于两耳尖直上与头顶正中线交会处，每天揉一至两次，每次揉100～200遍或指压3～5分钟，用于头痛、感冒鼻塞、脱肛、遗尿、惊痫。百会为诸阳之会，按揉能安神镇惊，升阳举陷。治疗惊风烦躁等症，多与清肝经、清心经、掐揉鱼际交合用；脱肛、遗尿、尿频常与补脾经、补肾经、推三关、揉丹田合用。

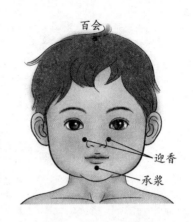

（2）掐承浆。承浆位于下唇靠下颚下方中部，用拇指或食指指甲掐3～5遍即可，用于止抽、利尿、嘴歪、口腔炎症等。

（3）揉迎香。鼻唇沟中，鼻翼旁0.5寸，用食、中二指分按两穴揉20～30遍。用于鼻塞流涕，口眼歪斜，也用于感冒或慢性鼻炎引起的鼻塞流涕，呼吸不畅。多与清肺经、拿风池等合用。

（4）揉颊车。颊车位于下颌角前上方肌肉隆起处（用力咬牙时，咬肌隆起处），用中指或拇指揉20～30遍或按5～10遍，用于牙关紧闭，口眼歪斜。牙关紧闭宜用按法，口眼歪斜宜用揉法。

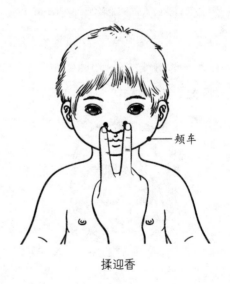

揉迎香

（5）揉风府。风府位于后发际正中直上1寸处，用于头痛、感冒。

结合揉风池二穴，常揉三穴可预防感冒。

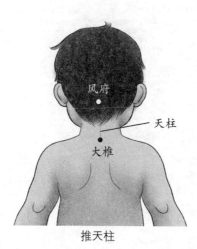

推天柱

捏捏小手百病消

（6）推天柱。后发际正中自上而下至大椎穴成一直线，用拇指罗纹面或食中指腹着力，直推100～500遍。用于呕吐、发热、项强、惊风、咽痛。推天柱能降逆止呕，祛风散寒。治疗呕吐多与从大横纹推向板门、揉中脘合用；治疗外感发热、项强多与拿风池、掐揉二扇门合用。

（7）按耳门。耳门即耳屏上切迹前方张口凹陷处，此穴也称风门穴，用双手拇食指分别掐住孩子两耳廓，拇指屈曲以指间关节背面为着力点，揉20～30遍或按5～10遍，用于惊风、耳疾。多与掐人中、揉颊车合用。

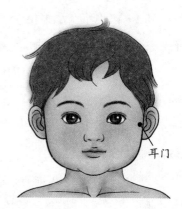

耳门

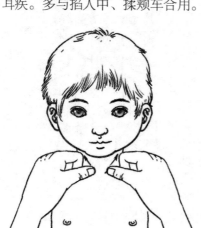

拿桥弓

（8）拿桥弓。桥弓即颈部两侧胸锁乳突肌一线，拿桥弓就是拿住患部颈肌后作交替的提捏与放松，操作5～10次，用于斜颈治疗（注意不可捏拿颈动脉）。

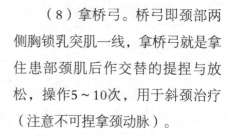

# 2. 左手按摩穴位及手法

### 推五经

五经即五指上的脾经、肝经、心经、肺经和肾经。

脾经位于拇指罗纹面。横纹中点为相应的点压穴位。

沿顺时针方向旋揉拇指罗纹面，或循拇指屈曲的桡侧指面向掌根方向直推，称补脾土；从桡侧指面向指尖方向直推，称清脾土。每天一至两次，每次200～300遍。在一般情况下，脾经宜补不宜清。

很多普通读者不明白桡侧是哪里，在这里我说一下，手掌上靠拇指一侧即为桡侧，靠小指一侧则为尺侧。

补脾土能健脾胃，补气血，用于脾胃虚弱，气血不足引起的食欲不振、肌肉消瘦、消化不良、腹泻痢疾等症；清脾土能清热利湿，化痰止

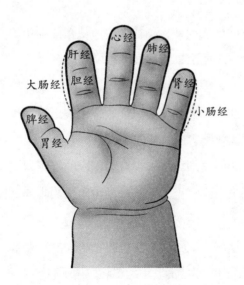

呕，用于湿热熏蒸、皮肤发黄、恶心呕吐、便秘、黄疸等症。

肝经位于食指罗纹面。横纹中点为相应的点压穴位。

在食指罗纹面沿顺时针方向旋揉为补，称为补肝木；从指面向指尖方向直推，称清肝木。每天一至两次，每次200～300遍。清肝木能平肝泻火，息风镇惊，解郁除烦。一般烦躁不安、惊风、目赤、五心烦热、口苦、咽干均用清法，肝经宜清不宜补。若肝虚则需补后加清，或以补肾经代之，称为滋肾养肝法。

心经位于中指罗纹面。横纹中点为相应的点压穴位。

沿顺时针方向旋揉为补，称补心火；从指面向指尖方向直推为清，称清心火。每天一至两次，每次200～300遍。高热、五心烦热、口舌生疮、小便赤涩均用清法，清心火能清热退心火，多与清天河水、清小肠合用；心经宜清不宜补，若气血不足而见心烦不安、睡卧露睛者，需用补法时，可补后加清，或以补脾土代之。

肺经位于无名指罗纹面（或桡侧指面）。横纹中点为相应的点压穴位。

沿顺时针方向旋揉为补，称补肺金；从指面向指尖方向直推为清，称清肺金。每天一至两次，每次200～300遍。肺经可补可清，补肺金能补益肺气，用于肺气虚遗、咳嗽、胸闷、气喘、虚汗怕冷、脱肛等肺经虚寒证；清肺金能宣肺清热，疏风解表，化痰止咳，用于感冒发热及咳嗽、胸闷、气喘、痰鸣等肺经实热证。

肾经位于小指罗纹面。横纹中点为相应的点压穴位。

从指面向指尖方向直推为补，从指尖向指面方向直推或沿顺时针方向旋揉为清，每天一至两次，每次200～300遍。主治先天不足、久病体虚、肾虚腹泻、遗尿、虚喘、膀胱蕴热、小便淋沥刺痛。补肾水能补肾益脑，温养下元；清肾水能清利下焦湿热，用于膀胱蕴热，小便赤涩等。肾经宜补不宜清，一般多用补法，需用清法时，也多以清小肠代之。

## 七脑穴

七个脑穴即神门、前头点（额）、头顶点（皮质下）、偏头点（太阳）、后头点（枕）、脑点、脑干。每天一至两次，每次压或揉穴3～5分钟。明目增智，主治一切脑部疾病。

神门位于腕部掌侧横纹尺侧端，尺侧腕屈肌腱的桡侧凹陷处。我之所以将神门穴定为脑穴，因神门穴有镇静、消炎、镇痛、清热、止痉挛的作用，顾名思义此穴为神之门户，应当为脑穴；也用于治疗心痛、心烦、怔忡、惊悸、健忘、不寐、癫狂、痫症、痴呆、胁痛、掌中热、目黄等。

前头点（额）位于食指近节与中节之间桡侧中点，或手背上。拇指、食指掌骨之间为前头相应区，相当于合谷穴的位置，可棒压、指压。脾通于额，额与消化、精神系统关系密切，用于治疗消化系统与脑病。

头顶点（皮质下）位于中指近节与中节之间尺侧中点。食指、中指掌骨之间为头顶相应区，可棒压、指压。头顶点（皮质下）代表大脑皮

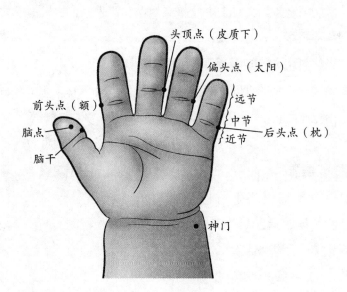

头顶点（皮质下）

偏头点（太阳）

前头点（额）

远节

中节

近节

后头点（枕）

脑点

脑干

神门

层，乃是人体的总指挥部，心帝在其中指挥全身，在治疗各种瘫痪与慢性疾病方面，作用显著而神奇；心肺通于皮质下，可治心肺之症，也治头顶痛。

偏头点（太阳）位于无名指近节与中节之间尺侧中点。中指、无名指掌骨之间为偏头相应区，可棒压、指压。肝通于太阳，太阳与肝胆密切联系，可治疗肝胆病，以及偏头痛等类脑病。

后头点（枕）位于小指近节与中节之间尺侧中点。无名指、小指掌骨之间为后头相应区，可棒压、指压。肾通于枕，枕与分管泌尿生殖的肾关系密切，可治疗泌尿生殖诸病与脑病。

脑点位于拇指指腹上端中点。脑点是人体脑垂体代表区，分管人体发育，与内分泌关系密切，不仅可以治疗发育异常诸病，亦可以治疗各种器质性病变与各种伤害性疾病，有再发育，使其得到复健的奇妙作用，可探索用之于长寿与健康，既是长寿的重点穴，也是治疗各种脑病与大脑发育不全的重点穴。

脑干位于拇指尺侧指腹上，脑干是延脑、脑干代表区，有指挥全身运动与镇痉之作用，对于治疗瘫痪与癫痫效果好，也可治疗大脑发育不全与各种脑病。

头病脚治，头部疾病脚上按摩效果较佳，脚上取穴可参照手穴的相应部位。

### 掐揉五指节

用拇指指甲掐手背拇指间关节和其他四指远端关节处，称掐五指节；用拇指揉动，称揉五指节。掐3～5遍，揉则要30～50

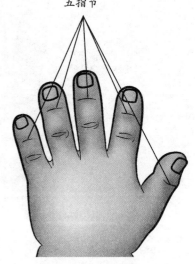

五指节

捏捏小手百病消

遍。掐五指节主要用于惊惕不安、惊风等，多与清肝经、掐老龙合用；揉五指节主要用于胸闷、痰喘、咳嗽等，多与运内八卦、推揉膻中合用。

## 四横纹（四缝）

四横纹（四缝）即食、中、无名、小指掌侧近端指关节处。将孩子左手四指并拢，以拇指端桡侧面着力，从食指横纹滑向小指横纹，反复操作100～300次，称推四横纹；或以拇指指甲分别掐揉各5次，称掐四横纹。主治疳积、腹胀腹痛、气血不和、消化不良、惊风、气喘、口唇破裂。本穴推之能调中行气，和气血，消胀满；掐之能退热除烦，散淤结。多与补脾经、揉中脘合用。也可点刺本穴出血以治疗疳积。

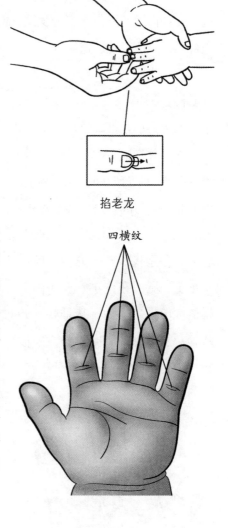

掐老龙

四横纹

## 内外劳宫

内劳宫位于掌中心，握拳时中指端所在之处即是此穴。用中指或拇指端揉50～100次或掐3～5次。揉内劳宫多用于心经有热而致口舌生疮、发热、烦渴等；将揉小天心、揉内劳宫、推掌小横纹联合起来操作，称运内劳宫，能清虚热；对心肾两经虚热最为适宜。

外劳宫在手背中央，与内劳宫相对。用中指或拇指端揉100～300

次，掐3～5次。本穴性温，为温阳散寒、升阳举陷的要穴，有清热、镇痛、安神作用。操作上多为揉法，常与补脾经、补肾经、推三关、揉丹田合用，治疗脱肛、遗尿等。

## 内外八卦

八卦为小儿推拿特定穴位名称，是环绕掌心周围8个穴位的总称。

内八卦在内劳宫四周，以掌心为圆心，掌心至中指根的2/3长度为半径画圆，八卦穴即在此圆周上。桡侧为东，尺侧为西，指根为南，掌根为北。坎与离相对，震与兑相对，乾与巽相对，坤与艮相对。震为东方，属肝木；兑为西方，属肺金；坎为北方，属肾水；离为南方，属心火。分别代表八个方位：乾（西北）、坎（北）、艮（东北）、震（东）、巽（东南）、离（南）、坤（西南）、兑（西）。以拇指端桡侧或中指端着力，从坤卦开始向兑卦方向按卦位顺序旋运者，为顺八卦；从兑卦开始向坤卦方向按卦位顺序旋运者，为逆运八卦。一般30～50次。此外，还有部分运转，如自乾经坎、艮至震等运转。顺运内

捏捏小手百病消

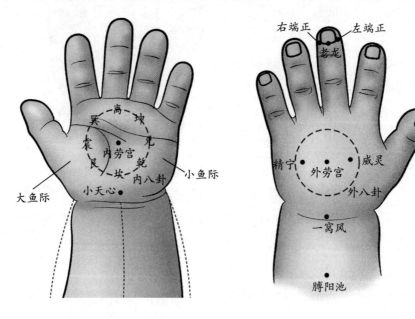

八卦有宽胸理气、解胸闷、止咳化痰、行滞消食作用；逆运内八卦有降逆平喘、止腹胀呕吐作用。多与推肺经、揉板门、揉中脘合用。

不论患儿是男是女，大多数取左手八卦穴进行推拿。推拿八卦穴常用运法，称之为"运八卦"。运内八卦时，将患儿的左掌心向上，施者以左手食指、中指、无名指和小指托住患儿的左手背，以大指桡侧面作为接触面进行运法；也可用一手托持患儿的左手，另一手以食指或中指指端作为接触面推运。推运至离宫时，要轻轻带过，或以大指掩盖于离宫上，使"运内八卦"时，施者推运之指不接触离宫。因为离宫属心火，推运离宫，恐动心火。

### 半运内八卦：运土入水与运水入土

施术者用拇指端桡侧缘着力，沿孩子掌根缘运行，从大鱼际运向小鱼际，称运土入水，若反向运行，称运水入土。每天一至两次，每次50～100遍。大鱼际即大拇指根部的肌肉群，小鱼际即小拇指根部至掌根处的肌肉群。运土入水有滋肾作用，主治小便赤涩，频数。运水入土有健脾助运、润燥通便的作用，主治腹泻，二便闭结。

与内八卦相对的手背位为外八卦。操作以顺时针方向为主，一般也为30～50次。主治胸闷、腹胀、便结。运外八卦能宽胸理气，通滞散结，多与摩腹、推揉膻中等合用。

### 揉小天心（鱼际交）

小天心又名鱼际交，位于小儿掌面，大小鱼际交接处凹陷中。用拇指或中指罗纹面着力，在孩子小天心穴上轻轻按揉100～300次或捣5～20次。具有清热疏风、利尿、通经达络之功效。

揉小天心能清热、镇惊、明目、利尿，主要用于心经有热而引起的病症，对新生儿硬皮症、黄疸、水肿、疮疖亦有效；掐、捣小天心能镇惊安神，主要用于夜啼、斜视、惊风抽搐、惊惕不安等症。配合揉上马、揉掌小横纹等治疗口疮、目赤痛、夜啼、小便短赤等。

### 揉一窝风

一窝风位于手背腕横纹中凹陷处。用拇指或中指端揉100~300遍，掐3~5遍。用于腹痛、肠鸣、关节痹痛、伤风感冒。揉一窝风能温中行气，止痹痛，利关节，治疗寒性或伤食腹痛，多与拿肚角、推三关、揉中脘合用。

捏捏小手百病消

### 掐揉外间使

外间使位于外关穴上1寸，又名膊阳池。用拇指指甲掐3~5遍，指端揉100~300遍。用于感冒头痛、便秘、小便赤涩、溲赤、头痛、吐泻。

# 3. 背部按摩穴位及手法

### 捏脊

父母双手拇指与食指并拢，从孩子的尾椎骨沿脊柱两侧向上捏，连皮带肉用力捏起即放下，捏至颈部发际处为止，以脊柱两侧皮肤微有潮红为有效。从尾椎骨捏到颈椎为补法，从颈椎向下捏到尾椎穴为清法，每天可捏一到两次，每次捏5~10遍。

捏脊多用于治疗小儿积聚一类的疾患，如食

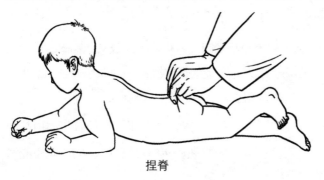

捏脊

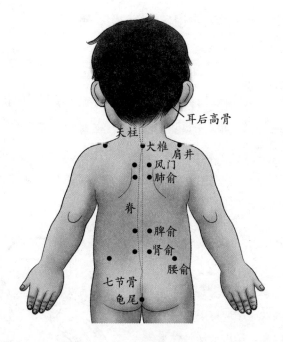

耳后高骨
天柱
大椎 肩井
风门
肺俞
脊
脾俞
肾俞
腰俞
七节骨
龟尾

积、疳积、呕吐便秘、泄泻等，故又称"捏积"；还可消除肝、脾肿大，并有医治百病与抗癌作用。

### 推七节

  七节骨位于背部正中线第四腰椎至骶骨和尾骨交接隆突处。用拇指着力，自下而上推为补，又名推七节；下推为清七节。各100～300遍。补法止泻，清法治便秘。若与按揉百会、揉丹田合用，可治疗气虚下陷的脱肛、遗尿症。

### 揉尾尖（龟尾）

  龟尾位于骶骨、尾骨交接隆突处下缘。每天一至两次，用拇指或中指揉100～300遍。龟尾穴性平和，能止泻，也能通便。多

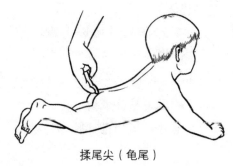

揉尾尖（龟尾）

与揉脐、摩腹、推七节骨合用，治疗腹泻、便秘等症。

### 揉大椎

　　大椎位于第七颈椎与第一胸椎棘突之间。每天用中指或食指或拇指揉30～50遍。揉大椎有清热解表作用，主要用于外感发热、项强。此外，用拇食指或屈曲的食中指蘸清水，在此穴位上作拧法至皮肤轻度充血为止，对百日咳有一定疗效。大椎穴为人体气血的总开关，每天揉一次如同打开气血的总阀门。

### 拿肩井

　　肩井位于大椎与肩峰连线之中点，肩部筋肉处。用拇食中三指提拿肩井，称拿肩井；用指端按其穴，称按肩井。拿3～5遍，按揉30遍。主治感冒、惊厥、上肢活动受限。拿按肩井能宣通气血，发汗解表。

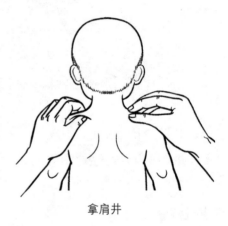

拿肩井

# 4.胸部按摩穴位及手法

### 按揉天突

　　天突穴在胸骨切迹上缘凹陷处。用中指或拇指按揉20～30遍。主治痰喘、呕吐、呃逆。由于气机不利、痰涎、壅盛或胃气上逆所致痰喘、呕吐，多与推揉膻中、揉中脘、运内八卦合用。

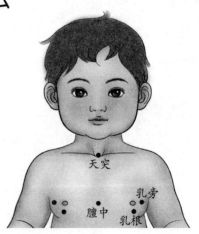

天突
乳旁
膻中
乳根

### 揉乳根、乳旁

乳下二分为乳根，乳外旁开二分为乳旁。以食、中二指分按两穴，同时揉20～50遍，也可用中指揉单穴。主治喘嗽、胸闷、呕吐。

### 搓摩胁肋

用两手从两腋下搓摩至天枢穴处，往返操作50～100遍。主治胸闷、胁痛、痰喘气急、疳积。

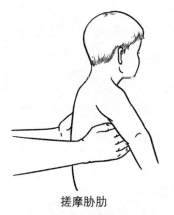

搓摩胁肋

### 推揉中脘

中脘位于脐上四寸。用指端或掌根按穴称揉中脘；用掌心或四指旋摩称摩中脘；用食指和中指自喉下直推至中脘称推中脘，又称推胃脘。揉100～300遍，摩5分钟，推100～300遍。揉摩中脘能健脾和胃，消食和中，多与按摩足三里、推脾经合用；推中脘主治胃气上逆，嗳气呕恶。

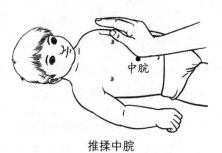

中脘

推揉中脘

### 分推腹阴阳

腹阴阳即两肋弓下缘或上腹部两侧。用双拇指自剑突下分别沿肋弓下缘分推100～200遍；或自肋弓下缘分推至脐部两侧5～10遍。主治

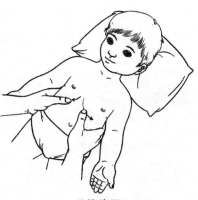

分推腹阴阳

腹痛、腹胀、消化不良、烦躁不安、夜啼。

## 摩腹

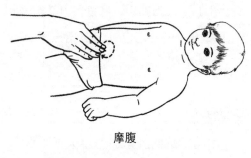

摩腹

用四指指腹或全掌着力作顺时针旋摩腹前腹壁，每次5分钟。主治腹胀、腹痛、便秘、腹泻、疳积。常与捏脊、按揉足三里合用，为常用小儿保健手法。

捏捏小手百病消

## 揉脐

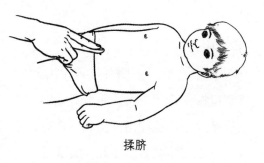

揉脐

用中指端或掌根揉肚脐或脐周部，称揉脐；自脐直推至小腹或反之操作，称推脐；用拇食中三指抓住肚脐抖动，称抖脐。揉100～300遍，推100遍，抖5～10遍。

揉脐能温阳散寒、补益气血、健脾和胃、消食导滞，多用于腹泻、便秘、腹痛、疳积等。操作上常将揉脐、摩腹、上推七节骨、揉龟尾配合应用，简称"龟尾七节，摩腹揉脐"，治疗腹泻效果较好。推脐常用于腹胀、尿潴留。抖脐常用于肠梗阻、肠套叠、腹痛。

## 揉天枢

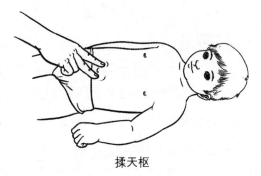

揉天枢

天枢位于脐旁两寸，揉天枢就是用食指和中指分揉两穴50～100遍。天枢为大肠之募穴，能疏调大肠、理气消滞。

### 揉丹田

丹田位于小腹部，或脐下2寸与3寸之间。用掌根揉50～100遍，摩5分钟。揉摩丹田能培肾固本，温补下元，分清别浊，多用于小儿先天不足、寒凝少腹、脱肛、遗尿等，常与补肾经、推三关、揉外劳合用。揉丹田对尿潴留有效果，常与推箕门、清小肠合用。

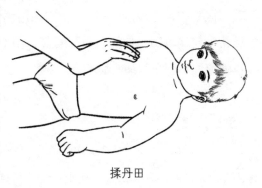

揉丹田

### 拿肚角

肚角即两旁大筋。拿肚角即用双手拇食中三指分别同拿两穴3～5遍，中指按揉30遍。拿肚角是小儿止腹痛的要法，对各种原因引起的腹痛均可应用，特别对寒痛、伤食痛效果更好。此法刺激性强，不可多拿，一般列在最后操作。

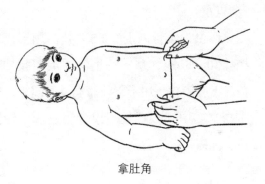

拿肚角

# 5. 下肢按摩穴位及手法

### 推箕门

箕门穴位于大腿前内侧，髌骨内上缘至腹股沟之间。用食指和中指指腹或拇指罗纹面着力，自髌骨内上缘直线推至腹股沟，反复操作100～300遍。推箕门性平和，有较好的利尿作用。用于尿潴留多与揉丹田、按揉三阴交配合；用于小便赤涩不利多与清小肠配合。

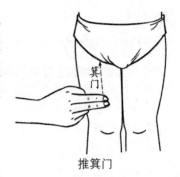

推箕门

### 拿足膀胱

足膀胱，位于血海穴上6寸处。有左为膀胱，右为命门之说。用拇指罗纹面着力拿捏3～5遍。主治尿闭。

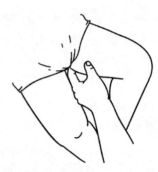

拿足膀胱

### 拿百虫

百虫，髌骨内上缘2.5寸处。用拇指按揉30～50遍，拿3～5遍。主治四肢抽搐，下肢痿软。用于下肢瘫痪及痹痛等，常与拿委中、按揉足三里合用；用于惊风、抽搐，手法刺激宜重。

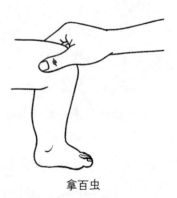

拿百虫

### 按膝眼

膝眼也称鬼眼，屈膝90度，见内外膝眼凹陷处。用双拇指或拇食指按揉30～50遍，掐3～5遍。主治惊风抽搐、下肢痿软。

### 掐揉前承山

前承山，即膝下8寸，胫骨外旁与后承山相对处。用拇指或中指掐

捏捏小手百病消

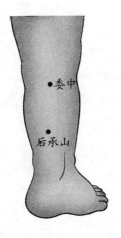
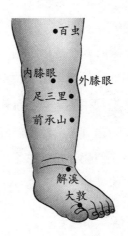

5遍，揉30遍，用于惊风、下肢抽搐。常与拿委中、拿百虫、掐解溪合用，治疗角弓反张、下肢抽搐。

### 掐揉解溪

解溪，即踝关节前横纹中点，两筋之间凹陷处。用拇指掐3～5次，揉50～100遍。主治吐泻、惊风、踝关节屈伸不利。

### 掐大敦

大敦，位于足大趾末节外侧，距趾甲角0.1寸。用拇指掐5遍，主治惊风。

### 拿委中

委中，屈膝，腘窝横纹中点，两筋凹陷处。用食中指端缓力提拿与勾拨该处筋腱3～5遍。主治惊风、下肢痿软、腰部功能受限。

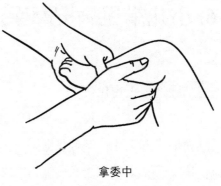

拿委中

### 拿后承山

　　小腿绷紧时，小腿后面有一大块肌肉，肌肉下面凹陷处就是后承山。用食中指或拇指着力穴位拿5遍；用拇指罗纹面着力向上或向下直推100～300遍。主治腿痛转筋、下肢痿软、腹痛、腹泻、便秘。常与拿委中配合，治疗惊风抽搐、腿痛转筋、下肢痿软；此穴上推可止腹泻，下推可通大便。

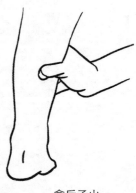

拿后承山

### 揉涌泉

　　涌泉，足底前、中三分之一交界处中央凹陷处。用拇指端揉50～100遍，捏3～5遍，自涌泉向大趾方向直推50～100遍。揉涌泉能治吐泻，一般认为向左揉止吐，向右揉止泻；推涌泉能引火归元，退虚热，主要用于五心烦热、烦躁不安等，常与揉二马、运内劳宫合用，若配合退六腑、清天河水可加强退实热之功效。

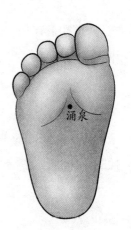

涌泉

# 6. 小儿常见病按摩手法

### 健肺理气，止咳化痰

　　（1）掐推小横纹。小横纹即食、中、无名、小指掌指关节横纹处。推小横纹对治疗肺部干性罗音有一定疗效，对脾胃热结、烦躁、口唇溃烂、唇裂、腹胀也有一定的疗效。

（2）揉掌小横纹。掌小横纹即掌面小指根下，尺侧掌纹头。用中指或拇指端按揉100～500遍。主治痰热喘咳、口舌生疮，顿咳流涎。本法能清热散结，宽胸宣肺，止咳化痰，是治疗百日咳、肺炎的要穴，对治疗肺部湿性罗音有一定疗效。

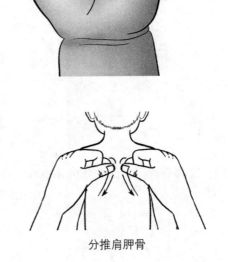

小横纹
掌小横纹

（3）分推肩胛骨。用双手拇指沿双肩胛骨骨缝作弯月形从上向下分推100～300遍，分推肩胛骨有宣肺镇咳的作用，可用来镇咳与治疗急慢性气管炎、支气管哮喘。

分推肩胛骨

（4）揉肺俞穴和风门穴。风门穴位于背部第二胸椎棘突下旁开1.5寸，主治伤风咳嗽、发热、头痛、项强、腰背痛。肺俞穴位于背部第三胸椎棘突下旁开1.5寸，在肩胛骨中上部贴近脊椎处，揉此穴有健肺镇咳作用，亦适用于急救，主治咳嗽、气喘、胸痛、吐血、骨蒸潮热、盗汗。其他俞穴介绍省略。

（5）推揉膻中。膻中，即两乳头连线中点，在胸骨上。用中指端揉称揉膻中；用两拇指自穴中向两边分推至乳头称分推膻中；用食指和中指自胸骨切迹向下直推至剑突称为推膻中。揉、推、分推各50～100遍。主治胸闷、呕吐、痰喘。膻中为气之会穴，推揉能宽中理气、化痰止咳，对各种原因引起的胸闷、吐逆、痰喘咳嗽均有效。治疗呕吐、噫气常与运内八卦、横纹推向板门、分腹阴阳合用；治疗喘咳常与推肺

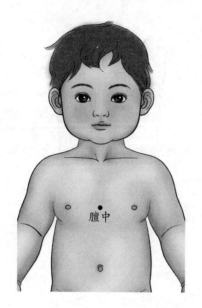

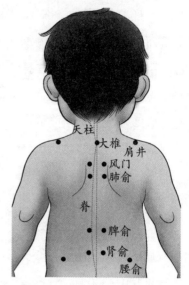

捏捏小手百病消

经、揉肺俞合用；治疗痰吐不利常与揉天突、按揉丰隆合用。

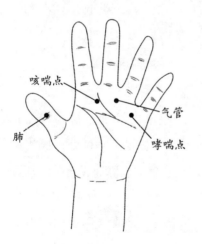

（6）压揉内外肺四穴，一般运用于5岁以上的小儿。肺穴位于拇指远节掌面横纹中心，咳喘点位于食指与中指掌面指根中缝，气管穴位于中指与无名指掌面指根中缝，哮喘点位于无名指与小指掌面指根中缝。掌面为内肺四穴，掌背相对的位置为外肺四穴，每天一至两次，每次压或揉穴3～5分钟。宽胸宣肺，主治一切肺部疾病。

### 健脾和胃，消食化滞

（1）压揉胃肠点。胃肠点位于劳宫穴与大陵穴连线的中点，每天一至两次，每次压或揉穴3～5分钟，主治急慢性胃肠炎、胃溃疡、消化不良、胆道蛔虫。

（2）推大肠。大肠经位于食指桡侧缘，指尖至虎口（合谷）成一直线。从食指指尖直推向虎口为补，称补大肠，属温性；由虎口推向指尖为清，称清大肠，属凉性。补、清大肠统称推大肠，各100～300遍。主治腹泻、脱肛、痢疾、便秘。补大肠能涩肠固脱，温中止泻，用于虚寒腹泻、脱肛等；清大肠能清利肠腑，除湿热，导积滞，多用于身热腹痛、痢下赤白、便秘与食积等。

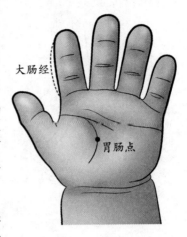

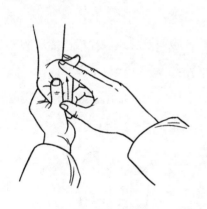

补大肠

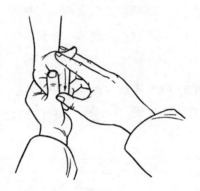

清大肠

（3）推胃经。胃经在拇指指腹近端指节面上。从指面向指尖方向直推为清，称清胃经；旋揉为补，称补胃经。二者统称推胃经，每天一至两次，每次各100～500遍。主治呕恶嗳气、烦渴善饥、食欲不振、吐血鼻衄。清胃经多与清脾经、推天柱骨、大横纹推向板门合用，治疗脾胃实热，或胃气不和引起的上逆呕恶等症；若胃肠实热、脘腹胀满、发热烦渴、便秘纳呆，多与清大肠、退六腑、揉天枢、下推七节骨合用。补胃经能健脾胃，助运化，常与补脾经、揉中脘、摩腹、压揉足三里合用。

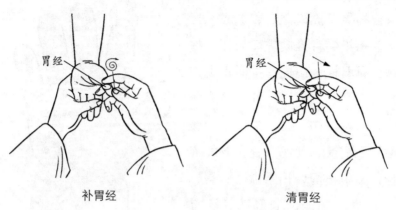

补胃经　　　　　　　　　　清胃经

（4）揉板门。板门在手掌大鱼际中部。用拇指或中指端旋推为揉板门或运板门，平补平泻，偏温性；用指推法自拇指根推向腕横纹，称板门推向腕横纹，反之称横纹推向板门。每天一至两次，每次各100～300遍。主治食积、腹胀、食欲不振、呕吐、腹泻及嗳气。揉板门能健脾和胃、消食化滞，运达上下之气。多用于乳食停积、运化不良、腹胀、腹泻、呕吐等症。板门推向横纹，属温性，可以用于止泻、脱肛治疗；横纹推向板门，属凉性，可以用于退热、止吐、便秘与食积。

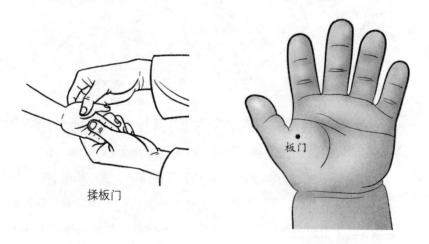

揉板门

（5）按揉足三里。足三里在小腿前外侧，外膝眼下3寸，胫骨外侧前缘一横中指。用拇指罗纹面着力按揉30～50遍。主治腹胀、便秘、吐泻、下肢痿症。多用于消化系统疾病。常与推天柱、分推腹阴阳配合治疗呕吐；与上推七节骨、补大肠配合治疗脾虚腹泻；与捏脊、摩腹配合作为小儿常用保健手法。

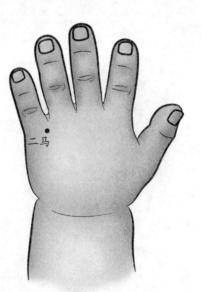

### 滋阴补肾

（1）推小肠。小肠经位于小指尺侧缘，自指尖到指根成一条直线。从指尖直推向指根为补，称补小肠；反之为清，称清小肠。补、清小肠统称推小肠，每天一至两次，每次各100～300遍。主治小便赤涩、水泻、遗尿、尿闭。清小肠能清利下焦湿热，泌清别浊，若心经有热，移热于小肠，以本法配合清河水，能加强清热利尿的作用。若属下焦虚寒，多尿、遗尿，则宜用补小肠。

（2）掐推后溪。轻握拳，第五掌指关节后外侧横纹尽头就是后溪。每天一至两次，每次掐3～5遍；或以穴位为中心作上下直推

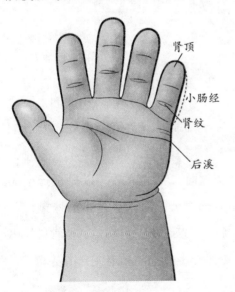

50~100遍。主治小便赤涩不利，兼治腰背疼痛。

（3）揉二马。二马位于手背第四、五掌指关节之间后陷中。又名上马，二人上马。用中指或无名指端揉100~500遍，掐3~5遍。主治体虚、虚热喘咳、小便赤涩、脱肛、遗尿、牙痛、腹痛、惊风。多用揉法，能滋阴补肾，顺气散结，利水通淋，为滋补要穴。对体质虚弱，肺部感染有干性罗音，久不消失者配揉小横纹；湿性罗音配揉掌小横纹。

（4）揉掐肾顶。肾顶位于小指顶端。以中指或拇指端按揉100~500遍或掐3~5遍。主治自汗、盗汗、解颅。揉肾顶能收敛元气，固表止汗，对自汗、盗汗和大汗淋漓不止等有一定疗效。

（5）揉肾纹。肾纹位于小指腹近端指间关节横纹处。以中指或拇指端按揉100~500遍。主治目赤、鹅口疮、热毒内陷。揉肾纹能祛风明目，散淤结。主要用于目赤肿痛或热毒内陷、淤结不散所致的高热，呼吸气凉，手足逆冷等症。

（6）按揉三阴交。三阴交位于内踝尖直上3寸处。用拇指或中指端按揉100~200遍。主治遗尿、惊风、小便不利、消化不良。本法能通血脉、活经络、疏下焦、利湿热、助运化。若用于治疗泌尿系统疾病，常与揉丹田、推箕门合用。

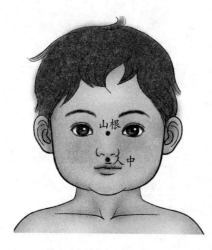

**急救数穴**

（1）掐人中。人中沟的上三分之一与下三分之二交点处，即水沟穴。用于急救。对人事不省、窒息、惊厥时，掐之有效，以拇指指甲掐3~5次或醒后即止。主治惊风、昏厥、抽搐、初生儿窒息。掐时可与掐山根、掐十宣、掐老龙合用。

（2）掐山根。山根位于两目内眦之中，用于惊风、抽搐、昏迷等症，用拇指和食指指甲掐3～5次即可，掐时可与掐人中、掐老龙合用。本穴可望诊，见青筋显露，为脾胃虚寒。

（3）掐十宣。十宣位于十指尖端，左右手共10穴。用拇食指指甲对掐每一手指该穴3～5次。主治惊风、发热。掐十宣主要用于急救，退实热，有醒神开窍作用，常与掐老龙、掐人中、掐小天心合用。

（4）掐老龙。老龙位于中指指甲后0.1寸处。用拇指指甲掐5次，或醒后即止。主治急惊风。

（5）掐揉端正。中指指甲根两侧赤白肉际处，桡侧称左端正，尺侧称右端正。用拇指指甲掐或拇指罗纹面掐揉，称掐揉端正。主治鼻衄、惊风、呕吐、泄泻、痢疾。揉右端正能提升，主要用于水泻、痢疾；掐端正多用于小儿惊风，常与掐老龙、清肝经合用。同时本穴对鼻衄有效，方法用细绳由中指远节横纹起扎至指端，不可太紧，扎好后让患儿静卧，血止即可松绳。

（6）掐精宁、威灵二穴。精宁穴位于手背第四、五掌骨间隙，平外劳宫。适用于休克、急救，用拇指指甲掐5～10次或醒后即止，也可以加少府穴双掐。也主治痰喘、哮鸣、恶心、疳积、口眼歪斜。掐精宁能行气、破结、化痰，体虚者慎用，若必须应用时则多与补脾经、推三关、捏脊等同用，以免克削元气。威灵穴位于手指第二、三掌骨间隙，

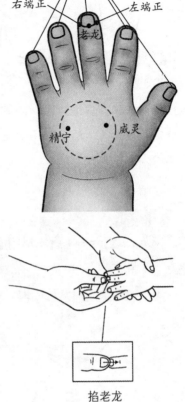

掐老龙

平合谷穴。用拇指指甲掐5～10次或醒后即止。主要用于惊风、急惊暴死、昏迷不醒的急救。

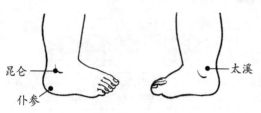

昆仑
仆参
太溪

（7）掐昆仑、太溪二穴或掐仆参、昆仑二穴。昆仑穴位于外踝尖与跟腱之中点凹陷处，用拇指掐3～5次，主治惊风。仆参穴位于足跟部，外踝后下凹陷中，用拇指掐拿3～5次，主治昏厥、惊风。太溪穴在内踝尖与跟腱之间的凹陷处。用拇指掐足跟两侧昆仑穴、太溪穴3～5次，适用于休克、急救。

捏捏小手百病消

## 发汗退热

### （1）组合一（属于常用退热四穴）

①推三关。三关位于前臂桡侧，阳池至曲池成一直线。用拇指桡侧面或食、中指面自腕推向肘，称推三关，或称推上三关；屈患儿拇指，自拇指桡侧推向肘，称大推三关。每次推100～300遍。主治气血虚弱、病后体弱、阳虚肢冷、腹痛、腹泻、疹出不透及感冒风寒等一切虚寒病症。治疗四肢厥冷，面色无华，食欲不振，疳积，吐泻等症，

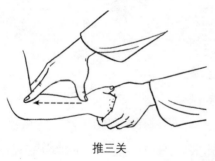

推三关

多与补脾经、补肾经、揉丹田、捏脊、摩腹合用。对感冒风寒，怕冷无汗或疹出不透等症，多与清肺经、推坎宫、掐揉二扇门合用。

②清天河水。天河水位于前臂内侧中线，总筋至洪池（曲泽）。用食、中二指罗纹面着力，自腕推向肘，反复操作100～300遍，或推至该处皮肤发凉为度。适用于外感发热微出汗、头痛、恶风、潮热、内热、烦躁不安、口渴、弄舌、重舌、惊风、咽喉痛等一切热症。清河水性微

凉，较平和，能清热解表，泻火除烦，主治热性病症，清热而不伤阴分，有退一般性热度作用。

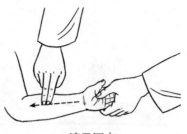

清天河水

③退六腑。六腑位于前臂尺侧缘，肘腕之间。用拇指或食中指罗纹面着力，自肘部下推到腕部，反复操作100～300遍。治一切实热病症。适用于高热、烦渴、惊风、鹅口疮、重舌、咽痛、腮腺炎和大便秘结干燥。退六腑性寒凉，能清热、凉血、解毒。与补脾经合用，有止汗作用。若患儿平时大便溏薄，脾虚腹泻者，发热不到40度，本法慎用。

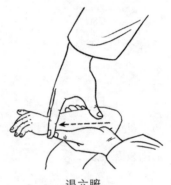

退六腑

④推脊柱。用食中二指罗纹面着力，在后背正中线上由颈部大椎向下直推到尾椎长强处，自上而下反复直推100～300遍。主治发热、惊风、夜啼、呕吐。推脊清热效果较好，常与清天河水、退六腑、推涌泉、揉大椎合用，有退除高热作用。

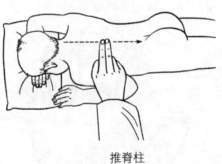

推脊柱

**（2）组合二（中度发汗退热法）**

①掐心经或掐揉小天心5～20次。

②揉外劳宫100～300次。

③揉二扇门或掐揉二扇门。二扇门不是一个穴位，而是中指的掌指关节内侧前陷中，共两穴。以食中二指端分别按于患儿中指根或无名指根两侧，揉100～500次；以拇指或食中指指甲掐各5次。主治惊风抽

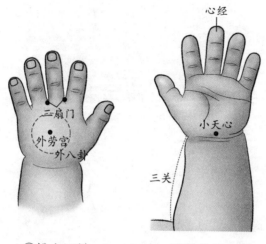

搐、身热无汗。掐揉二扇门能发汗透表，退热平喘，是发汗要穴。揉时要稍用力，速度宜快，多用于风寒外感。本法常与揉肾顶、补脾经、补肾经配用，适宜体虚外感者。

④推上三关100～300次，再做黄蜂入洞。黄蜂入洞为施者左手扶患儿头部固定，右手食指和中指轻揉两鼻孔下方30～50次，此法能发汗，主治发热无汗，鼻塞。

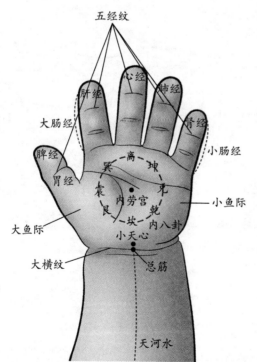

**（3）组合三（此法性大热，主治发热无汗）**

①揉内劳宫50～100遍。

②揉总筋。总筋位于腕部掌侧横纹中点。用拇指或中指端揉100～300次或掐3～5次。主治惊风、夜啼、潮热、吐泻。揉总筋能清心经热，散结止痉，通调周身气机，多与清河水、清心经合用。治疗惊风抽搐多加用掐法。

③分推手阴阳（大横

纹）10～20次。大横纹即腕部掌根横纹。然后以双手拇、食指捏起总筋两旁的皮肤从总筋捏向内关，5～10次。其桡侧端为阳池，尺侧端为阴池。用双拇指自横纹中点（总筋）向两边分推，称分推手阴阳；自阴池、阳池向总筋合推，称合阴阳。分阴阳能平衡阴阳，调和气血，行滞消食。实热症阴池宜重分，虚寒症阳池宜重分。合阴阳能行痰散结，配揉肾纹、清天河水更能加强疗效。

④掐内八卦的坎、离两穴3～5次结束。

**（4）两种特殊的清热方法**

①打马过河。形似推天河水，改之为叩打法，并用冷水为介质，施者先运内劳宫10～20次，再用食、中两指蘸冷水从总筋起，一起一落地叩打至洪池（尺泽）5～10遍或凉水滴入掌心用两指取水，边打边吹凉气至洪池（尺泽）5～10遍。此法通经行气，性温凉，泻火清热，兼治失音。

②水底捞月。用冷水滴入患儿掌中，施者左手托住小儿左手，并固定手指，右手拇指桡侧从小指边缘经小鱼际、鱼际交钩形推至掌心内劳宫，边推边吹凉气，30～50次。此法性大凉，可以做发后清热穴，兼治惊惕不安。

**（5）六个月以内乳儿发热可用推五经纹**

五经纹即五指掌面远端指间关节横纹。用拇指端桡侧着力，对五经纹作横向来回推之，约500次。主治腹胀，寒热往来。常用于6个月以内婴儿发热。

**（6）其他退热穴**

发汗清热手法还有拿肩井，掐外间使，掐十王，揉涌泉、大椎、曲池、外关、合谷、承山、冲阳等，还有耳尖放血，耳穴疗法（取皮质下和肺两穴）。小儿清五经也能起到退热的作用。

# 周氏小儿推拿术穴位详细解说

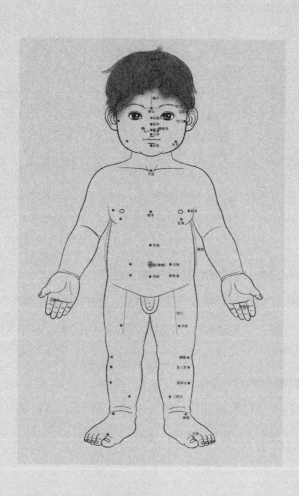

# 1. 孩子不爱吃饭怎么办——清补脾土

中医常说，脾为人的后天之本。脾是人体消化之脏，主运化，在与五行的对应关系上，脾脏合土，所以中医常常把"脾土"放在一起讲。婴幼儿时期的孩子，脾脏还非常娇嫩，功能发育也不完善，所以脾脏很容易因为不平衡而出问题。

现实生活中，很多父母在养护孩子的时候，发现自己的孩子吃东西非常挑，这不喜欢，那不爱吃，真是伤透了脑筋。其实这就是脾胃不好——吃得多了容易食积；吃得少了，孩子瘦得让人心疼；吃下稍凉一点的东西，又容易拉肚子。

所以中医有"四季脾旺不受邪"的说法，意思是说，脾脏的功能如果强盛的话，一年四季都不会得病，孩子就能健健康康的。就像大自然里，只要土地肥沃，就能长出好的庄稼。因此，如果当父母的能把孩子的脾脏调养好了，孩子生病的几率就会大大降低。

但是脾该怎么补呢？很简单，在孩子的拇指偏桡侧指腹上，做顺时针旋推，每天300次就可以了。顺时针推的时候为补，名叫"补脾土"，如果是逆时针或离心直推的话，那就是"清脾土"了。

但是，小孩子的脾脏太过娇嫩，所以多用补法，而很少用清法。

小儿脾脏虚弱的时候，多会表现为消瘦或者过胖、脸色发青或土黄色、厌食、大便次数多、拉肚子等等。这时候，做父母的就可以为孩子用"补脾土"的方法进行推拿。当然，如果孩子出现食积、脾气暴躁等

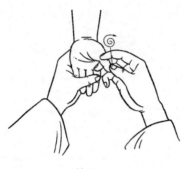

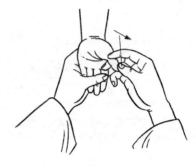

补脾土　　　　　　　　　　　　清脾土

捏
捏
小
手
百
病
消

症状，这时候也可以适当清一清脾土。

　　记得有一对年轻的父母带着孩子来找我，他们向我抱怨说："每天给孩子吃的营养品也不少，但是看别人家的孩子脸蛋都是红扑扑的，而自己的孩子脸色却枯黄枯黄的，鼻梁上有青筋，还经常腹泻，真是让人着急啊。"

　　我就坚持让他们给孩子补脾土，两个月后，孩子的父亲打电话过来，说小家伙现在已经吃得香睡得好，脸色也非常红润了。

　　不知道大家想过没有，"脾"这个字左边是"月"字，属阴；右边是"卑"字，是"小"的意思。因为脾脏的地位比较低下，所以脾土常常不被很多父母重视，他们总是认为，鸡蛋、牛奶、肉，啥好就让孩子吃啥，结果孩子的脾脏反而受到了伤害。其实，相对于父母来讲，孩子的属性也和脾脏差不多，幼小、娇嫩。这时候，只有父母多努力，多给孩子做推拿，多给孩子真正的呵护，孩子才能健康地长大。

# 2. 孩子腹泻怎么办——清补大肠

　　几乎每个小宝宝都发生过腹泻，年龄越小，腹泻发作得越频繁。小儿腹泻很常见，在我国，它的发病率仅次于呼吸道感染。很多家长看到孩子拉肚子不止的情况都心急火燎，不管三七二十一，只要是止泻药就赶紧给孩子吃，有时反而起到了不好的效果。

其实，婴幼儿发生腹泻的时候，有外部的原因，也有自身的原因。外部原因多是由于吃凉东西，睡觉时腹部受寒，吃了不干净的食物等等。而从自身的原因上讲，由于一至两岁的宝宝生长发育特别迅速，身体需要的营养及热能较多。但是消化器官却未完全发育成熟，分泌的消化酶较少。因此消化能力较弱，容易发生腹泻。也有些父母反映，当给孩子换奶粉或者添加辅食的时候，孩子容易拉肚子。这主要是由于小儿神经系统对胃肠的调节功能差所致。

孩子出现腹泻的时候，做家长的，可以给孩子"推大肠"，取补法。方法很简单，也就是在孩子食指的外缘，自指尖至虎口的那条直线上，从食指指端直推到虎口即可，每天300次。

推大肠调治小儿腹泻效果非常好，为历代医家所推崇。清代徐谦光在《推拿三字经》中就有"若泻痢，推大肠，一穴愈，来往忙"的说法。

为什么推食指外缘就可以调治腹泻呢？主要是因为这个部位是手阳明大肠经的循行之处。推这个部位，可以疏通大肠经的经脉，当经脉通畅的时候，气血运行也会比较顺畅，大肠的功能自然就会正常了，腹泻就好了。

当然，如果孩子有便秘的话，也可以反过来，从虎口推到食指的指端，这叫"清大肠"。

我有一次接到了一个读者的来信。信上说，自己今年64岁了，小孙子不知道是怎么回事总是拉肚子。

我就认认真真地给他回了信，还专门画了一张图，详细地说明了推大肠的方法。后来这位读者又给我回了信，说自己坚持给小孙子推大肠三周

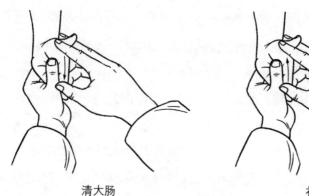

清大肠

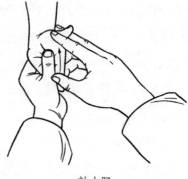

补大肠

时间，孩子后来就很少拉肚子了。

就是这样，小推拿里包含着大平衡，小方法却是大智慧。

# 3. 孩子不好好吃饭怎么办——日揉板门300下

在第一章里我就说过，我非常喜欢给小孩子揉手掌上的穴位。原因很简单，小孩子手掌上的穴位非常敏感，并且有一些穴位是成人所没有的。今天我要讲的板门穴，就是一个例子。

记得当年我下乡的时候，村里有户人家，孩子一岁半了，平常总是不好好吃饭，抱过来让我瞧的时候，我一摸宝宝的肚子，心里就想：这小肚子，鼓得跟打了气的球似的，怎么能吃得下去东西呢？我摸的时候，孩子烦躁得很，身体扭来扭去，不想让人碰。

知道原因后，我就一边逗他一边拉着他的小手，在他的板门穴上用中指指尖揉了300遍，大约5分钟。小宝宝似乎很享受这种按摩方法，几分钟里也不怎么动。

揉完之后，孩子的父亲就抱着孩子走了。下午的时候，他又来了，说那孩子似乎有胃口了，喝小米粥也比往常多了。我就详细地把"揉板门"的方法教给他，让他坚持每天给孩子按摩。10天以后，那个农民见到我的时候，说孩子已经正常吃喝了。

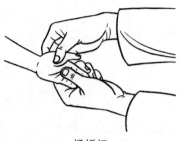

揉板门

我当时听了很高兴，又叮嘱他："俗话说：'要想小儿安，耐得三分饥和寒。'别给孩子吃太饱了，要不然脾胃就会受伤，又要不思进食了。"那个农民听了连连点头。

上面我用的按摩法名叫"揉板门"，板门穴是小儿特有的穴位，在手掌大鱼际的平面，这种方法操作起来简单易行，孩子也比较容易配合。板门穴具有健脾和胃、消食化滞的功效，一般用于小儿消化不良、食积导致的食欲不振、腹胀、大便不调等症状。

板门穴不是一个点，而是一个椭圆形的面状，所以又好找又容易操作。揉的时候，用中指或拇指指尖揉上300～500遍即可，每天一遍。

根据我多年的经验，揉这个穴位没有副作用，如果孩子有食欲不振、腹胀等问题的时候，可以坚持揉上数日，这比吃药打针可是强百倍。如果孩子没有什么不适，揉板门也可以起到很好的保健作用。

当然，揉的时候手法不要太重。另外，我还要说的是，孩子年龄越小，对这个穴位的刺激越敏感，一般情况下大于6岁，效果就比较差了。

# 4. 孩子肝火旺怎么办——清肝木

以下是皖西一位读者的来信。

周老师：

您好！我家的女儿已经3岁了，过完年后我就感觉孩子不像以前那么好带，经常闹人，晚上要很晚才睡着，但是睡眠的质量也好像不高，经常半夜不停地变换姿势，然后再折腾上好大会儿才入睡。我和爱人都担心她会因此而着凉感冒，就轮流看着她，结果我们两口子现在也睡不好了。也曾经去中医院看过，大夫发现孩子大便干，眼睛里眼屎还有点多，说是肝火旺，但是开了点药，效果也不是特别理想。请问有什么可以解决的方法吗？

**捏捏小手百病消**

我读完信，就明白是怎么回事了。春天到了，万物生长、发芽、开花。中医认为，肝脏对应着五行中的木，春天的时候肝脏也像树木一样，容易旺盛过度。

于是，我就快速回了信：请在小儿的食指远节指腹进行直推，每天300次为宜。

大约20天后，我收到了回信，信上说他的女儿已经变乖，睡眠也非常好。我感到非常高兴。

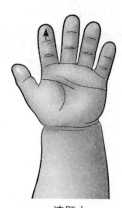

清肝木

我上面讲的那个推拿术名字叫"清肝木"。肝脏可是人体的一个重要器官，它具有调节气血、帮助脾胃消化食物、吸收营养的功能以及调畅情志、疏理气机的作用。小儿肝火旺盛，其实算不上什么毛病，我感觉就好像成年人得上"亚健康"一样，用药实在大可不必，但也绝对不能置之不理。孩子肝火旺盛，说明孩子身体里阴阳不平衡，这时候稍受外邪，就容易生病。春天多风，很多传染病，比如说肺炎、麻疹等就会侵犯小儿的身体。

"清肝木"这个方法很简单，但是我还要再多说一点。很多细心的父母会发现，如果孩子肝火旺盛的时候，食欲似乎也不太好了。这主要是因为中医上有"肝木克脾土"之说，当肝脏的代谢功能过分旺盛的时候，就会影响到脾胃的运化功能。

唐代名医孙思邈说："春日宜省酸，增甘，以养脾气。"这句话同样适用于小孩，可以适当多给孩子吃一些甜味的食物，如大枣、山药等，尽量少吃酸味食物。

中医有"不治已病治未病"之说，"清肝木"的推拿之法虽然好，但是如果每位父母都能有正确的生活、饮食习惯的话，那我宁愿这种方法束之高阁！

# 5. 孩子心火旺怎么办——清心火

俗话说"不养儿不知父母恩"，孩子每次生病都仿佛揪了父母一把心头肉。但是有些小孩尚且年幼不能说话，不舒服的时候，真是"哑巴吃黄连——有苦说不出"，只知道哭闹，家长也不知道怎么回事，瞎着急。其实小宝宝不会说话，但是他们会通过肢体语言表达出来，这就需要我们的父母了解一些保健常识，去读懂孩子的身体语言。

有一次，一对年轻的父母找到我，说自己的孩子两岁了，最近晚上睡觉爱出汗，老是蹬被子，手心、脚心都比较热。

我一看那个小宝宝，嘴唇发干，舌尖发红，然后我问孩子的父母："宝宝小便是不是比较黄？"两口子听了连连点头。

我就告诉那对父母，孩子这种情况是由于心火旺盛造成的，当务之急就是把心火清一清。

孩子的妈妈问我："是不是得给孩子吃点清热解毒的药？"

063

第三章　周氏小儿推拿术穴位详细解说

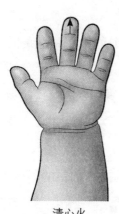

清心火

我说："别动不动就想着给孩子吃药，小孩子的肠胃发育不完全，对药物比较敏感，再说吃药会麻痹人体自身的免疫系统。我们老祖宗留下来清心火的物理疗法那么多，为什么不尝试一下呢？"

我给那对年轻的父母推荐清心火的方法很简单，就是每天坚持在孩子的中指指腹上直推300遍。我当场给他们示范了一下，直推了300遍后，宝宝的手心明显没有之前那么热了，情绪也得到了缓解。

其实心火在中医学中指的就是人体的内热，临床上主要表现为五心烦热、咽干、口燥、口舌生疮等症状。在五脏和五行的对应关系里，心脏对应的是火。另外，"心主全身之血脉"，所以心火旺盛的时候会感觉孩子手脚、五心发热。再者，"舌为心之根，舌为心之苗"，舌与心互为表里，所以心火旺盛的时候舌尖会发红。

《灵枢》中还记载："心者，五脏六腑之大主也，精神之所舍也。"所以天气太热的时候人的精神会比较烦躁。夏天天气炎热的时候，不仅是小孩子，甚至很多成年人都会感觉到入睡困难、心烦气躁等等，就是因为这个原因。这时候，就可以给孩子清清心火，也可以给孩子吃一些清心火的食物，如绿豆粥、西瓜、莲子汤等等，让他心情舒畅。火下去了，身体阴阳平衡了，宝宝自然就乖了。

# 6. 孩子得了肺炎怎么办——清补肺金

婴幼儿最常见的病就是感冒、肺炎、支气管炎等等，这些疾病都发生在肺脏上。并且，小儿的肺脏疾病一年四季都有可能发生，冬春两季发病率相对高一些，主要跟季节交换、气温变化幅度较大有关。很多家长跟我说，天气稍一变化，自己的孩子就感冒、咳嗽，晚上能咳很久，让人心疼得不得了。

中医认为，肺为娇脏，尤其是小儿的肺。古代人给肺脏做了一个很形象的比喻，说"肺为华盖"。什么是华盖呢？华盖就是古代帝王外出时的车盖。车盖的作用就是遮风挡雨，太阳毒了，车盖晒着；下雨了，车盖淋着。我们的肺脏也是如此，在我们的五脏六腑里，只有肺脏能跟外界相通，其他脏器都不能。所以，《灵枢·九针论》里说："肺者，五脏六腑之盖也。"《素问·痿论》中说："肺者，脏之长也，为心之盖。"

中医还认为，"肺主皮毛"，意思是说，皮肤、毛孔都赖于肺脏的精气以滋养和温煦，皮毛的散气与汗孔的开合也与肺之宣发功能密切相关。所以，由于小儿的肺脏本身就没有发育完全，所以对外界寒暖变化调节能力差，一旦昼夜温差较大，天气忽冷忽热变化无常，孩子增减衣服不及时着了凉，或夜间开窗睡着后被吹伤风，邪气都会随风侵袭机体而发病。无论邪气通过哪种途径进入小儿机体，肺总是首当其冲。

再者，从五行的角度来讲，肺属金，金是不能掺杂的。它既怕火热，又怕水寒；热邪能伤肺的阴津，寒邪能伤肺的阳气，因而产生肺的多种病变。

有一位家长给我的印象非常深刻。她见到我的时候，哭着跟我说："我的孩子虽然才10个多月，但是因肺炎住了好几次院了。每次都是住到小儿重症监护室里，一住就是一两个星期。孩子住院期间，医院一周只让家人探视两次，孩子是我心头的肉，我一天见不着他就跟丢了魂似的。真是太难受了。"

我跟这位女士讲："如果您懂得'清补肺金'，那孩子得肺炎的概率就会小很多了。"

"清补肺金"的方法很简单，在小儿左手的无名指指腹上进行推揉。直推为清，名"清肺金"；旋推为补，名"补肺金"。

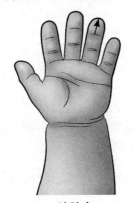

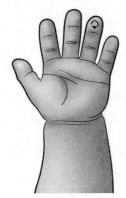

清肺金　　　　　　　　　　　　　补肺金

如果孩子怕冷、流清水鼻涕、咳嗽、吐痰的时候多为白色泡沫、舌苔发白等等，这时候肯定是受风寒了，就要用"补肺金"之法，每天旋推无名指指腹300遍。如果孩子有发热、咳嗽、痰黄并且黏稠难以咯出、嗓子红肿疼、流黄鼻涕、大便干结、小便黄等不适的时候，那肯定是热症了，这时候就要用"清肺金"之法把肺热清一清，每天直推无名指指腹300次即可。

当然，平时的保健按摩还是以"补肺金"为主，因为小儿的肺脏还是以虚为主，即便有实热之症，也属"虚中有实"。

那位女士听了连连点头，并表示自己一定会坚持给孩子做按摩。后来，那位女士的孩子果然很少再出现肺炎之类的肺脏疾病。她再次见我的时候跟我说："过去一年了，孩子再也没有因肺炎而住院，我的心里真是舒坦多了。"

中医认为，肺属金，我想，当家长的如果把小儿的肺脏养好了，会比得到金子更高兴。

# 7. 孩子经常生病怎么办——补肾水

每个家长都希望自己的孩子能健康、聪明，今天我就满足大家的愿望。方法很简单，那就是多给孩子"补肾水"。

什么是"肾水"？中医上所谓肾水是指所有体内不容易流失的体液，像骨髓、精液、胰岛素、荷尔蒙等等，大家看，这些东西无一不对人体起着关键作用。补肾水其实就是滋补肾阴，肾阴是全身阴液的根本。对机体各个脏腑器官起着滋润和濡养的作用。

那如何给孩子补肾水呢？每天在孩子小指指腹上直推300次即可，这样就会起到补肾水的作用了。

中医认为，肾为"先天之本"，受五脏六腑之精而藏之，主生长发育和生殖。所以，多给孩子补肾水，对小儿的生长发育很有好处。

另外，多给孩子补补肾水，可以让孩子的肾精充足。肾与心、肺、肝、脾的关系都非常密切，多补肾水，可以让五脏之精充足。当脏腑之精充盛时，除供应本身生理活动所需外，剩余部分则贮藏于肾，以备不时之需。当五脏六腑需要时，肾再把所藏的精气重新供给五脏六腑。

补肾水

打个比方说，肾精充足，就好比我们的手机有块备用电池一样，当手机没电的时候，可以马上用备用电池替换上去，手机就可以继续使用了。所以说，肾精的盛衰，对各脏腑的功能都有影响，五脏六腑均需肾精的滋养，它是人体生命活动的动力源泉。

也许很多家长还是没明白，给孩子补肾水对身体到底有什么好处。

说白了，补肾水就好比是给孩子吊盐水或葡萄糖一样，可以让小儿的身体更强健，免疫力更强，更不容易生病。但是，吊盐水或葡萄糖虽好，扎针却很难让孩子接受。

另外，补肾水还可以让孩子更加聪明伶俐。因为中医认为，"肾主骨生髓，通于脑"，"脑为髓之海"，当肾精充足的时候，大脑的发育就会比较好。

不知道大家发现没有，很多人从小体质就不好，有手脚冰冷的毛病。这其实就是"先天禀赋不足"、"正气虚弱"的表现。我有一次跟一个读者聊天的时候，那个读者说，自己从小体质就不好，手脚冰冷，一到冬天手脚就会冻肿冻裂，正读高中的时候又患上了鼻炎，工作的时候还经常感觉自己精力不足等等，可以说，先天体质不好影响到人的一生。

像这样的孩子，我建议父母或者爷爷奶奶多给宝宝补一补肾水，就用我刚才提到过的方法——坚持每天在孩子小指的指腹上直推300次。这是看不见、摸不着但是能受用终生的好处。

# 8. 孩子肠胃不好怎么办——揉外劳宫

有很多家长在带孩子的时候，经常会听到孩子肚子里咕噜噜乱叫，好像胃肠不太好一样。没错，这是五谷不化后引起的肠鸣音。如果你的孩子经常有风寒感冒、腹痛、腹胀、腹泻、肠鸣，隔三差五就有溏水便的话，那就给孩子揉揉外劳宫穴吧！

外劳宫穴很好找，就在手第三掌骨的背侧，腕横纹至掌骨小头连线的中点上。也可以先找内劳宫，内劳宫手背的对应点就是外劳宫。每天用拇指或中指指端给孩子揉300次，可以起到健脾胃、祛寒邪的作用。

在明代的《小儿推拿方脉活婴秘旨全书》中曾经提到："外劳宫，在指下，正对掌心是穴。治粪白不变，五谷不消，肚腹泄泻。"

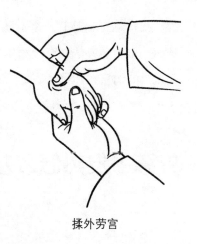

揉外劳宫

肠胃这个问题不存在什么先天不足，很多宝宝肠胃出问题，虽然是因孩子不像大人一样懂得节制，遇见好吃的就大吃特吃，根本不顾肚子的承受能力，但主要还是由于家长没有照料好孩子的日常饮食的缘故。

现在这些80后以及90后的年轻父母，连自己的生活都照料不好，更别说什么孩子了，很多父母给孩子喂奶喂食的时候，不按规律去做，随心所欲。可能前几天连着都是肉，这几天就换成杂粮了，给孩子添辅食的时候也是乱七八糟。有的家长还觉得孩子吃得越多越好，结果造成孩子胃肠道不能很好地消化。所以，我常跟一些家长说，孩子的胃口如果有问题，家长得好好反思反思。

孩子肠胃不好不能说是病，但确实是个不可忽视的问题。就像我以前说的一样，身体确实出现了不平衡，但是量变还没有达到质变，这时候给孩子灌药实在不值，我行医这么多年，一向坚持药能不吃就不吃，能少吃就少吃。

像这种消化不良，做父母的只要坚持给孩子揉外劳宫穴，并且有规律地哺乳，循序渐进地增加辅食，避免突然地改换饮食，就可以使孩子的肠胃功能恢复正常。要注意的是，吃奶的孩子在刚刚添加辅食的时候，在短时期内会出现大便中带有不消化食物的情况，但很快就会消失，这是正常现象。

我在这里再次提醒各位家长，不要孩子一不舒服就想着给孩子吃药，一定要想办法，充分利用人体内部这个大药库，这个大自然赐给我们无价的财富，用好了它，所有孩子都可以幸福一生。

# 9. 孩子发热怎么办——推上三关

小儿发热是一种常见病，很多家长一看到孩子发烧，就先崩溃了，不敢等到第二天。有一次，我听一个当医生的朋友说，有个年轻女性带着自己的孩子到医院看病，因为医生没有给孩子开退烧药，结果那个年轻女性当场就质问医生："为什么不给孩子退烧？"还说了很多"你这个医生到底是怎么当的"之类的难听话。

其实，小儿发烧当家长的不用太着急。发烧是一种正常的免疫反应，现代医学研究发现，它有助于白细胞抵抗细菌毒素。我曾遇见这样一个病人，他就是小时候每次发烧的时候，医生就给他开抗生素吃，现在身体免疫力严重下降，很容易就会发烧，且不容易痊愈。年纪轻轻的一个小伙子，夏天却不敢冲凉水澡，晚上睡觉不敢吹空调。同学们都笑话他像姑娘一样娇嫩，他有苦说不出。如果他小时候发烧的时候能够不吃药熬过去的话，之后就不会那么容易发烧了。

今天我来给大家讲一讲小儿受寒引起的发烧。中医上讲，小儿为"纯阳之体"。另外，现在的小孩子，吃的东西太好了，牛奶、肉、海鲜等等都是高蛋白的东西，小孩子体内本身就有热。这时候稍一受寒，就会引起风寒感冒而发烧。这在民间被老百姓形象地称为"寒包火"或者"寒包热"。

出现寒包火，这时候要让孩子发汗解表，这样既可以把体表的寒邪驱赶出去，也可以让体内多余的热量散发出来，从而起到退烧的作用。小儿推拿术中的"推上三关"就有这种功效。

在孩子小臂前侧，自腕横纹至肘部成一直线，就是上三关了。用拇指或食、中两指自下向上推，就是"推上三关"或"推三关"，每天给孩子推100～300遍，具有发汗降热的作用。

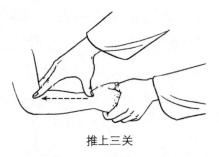

推上三关

记得有一次在学员交流会上，有一对父母带着孩子来，让我给他两岁的孩子调治发热，我当时给孩子推三关150遍后，孩子的身体就微微发汗，原本烦躁不安的小宝宝竟然很快睡着了。

那对父母在感激我的同时，也讲了以前给孩子治发烧的情况。他们说，孩子有一次发烧，他们就给孩子用了一些退烧药，但孩子的烧依然没有退下来。他们就怀疑药效不够，又给孩子加了量。结果，当天晚上，孩子是出汗了，但很快就脸色苍白、神志不清，迅速送往医院后，孩子竟然还休克了。

我当时听了很替这两口子捏了一把汗，药哪能乱吃呢，一定要遵照医嘱才行。而且发汗解热原本有"推上三关"这样简单易行的办法，如果当父母的都知道的话，又怎么会发生上面这么危险的事呢。


# 10. 孩子有胃火怎么办——清天河水

如果不注意小孩的饮食，过多食用高蛋白的食物就容易引发胃热，这在中医上叫做"食积内生热"，也就是胃内有火了。有了胃火就会出现像牙龈肿痛、牙龈出血、便秘这样的症状，而且最让人讨厌的就是口臭。如果孩子在一段时间内不喜欢喝白开水，只喜欢喝酸的、甜的、冷的，这时家长就应该注意了，你的孩子可能胃内有火了。

有了胃火不要紧，家长们可以跟我学"清天河水"，孩子胃内有热的时候，按我说的推拿术清一清就可以，犯不着去打针吃药。

我一直强调，人生病的时候，是身体不平衡了，肯定是身体某个部位出现了"低沉点"，而像胃火引起的一些症状，高升点就在手厥阴心包经上。手厥阴心包经的起点是胸中，终点在手上。大家想一下，既然手厥阴心包经的一头出现了"高升点"，那在这条经络的另一头肯定出现了"低沉点"。这时候，只要把这个"低沉点"调治上去就可以了。

捏捏小手百病消

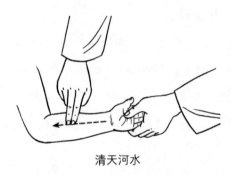

清天河水

在手厥阴心包经接近手的一端，也就是小臂内侧，自腕横纹中点至肘横纹中点成一直线的地方，中医上叫"天河水"，用拇指侧推或用食、中指指腹向上直推，就叫"清天河水"，是给小儿退热的重要手法，还有宁心与安眠的作用。

当孩子发热时，每天给孩子清天河水300遍，就可以让心包经通畅，从而起到泻火的作用。另外，中医讲，心包经与三焦经互为表里。三焦经协调着五脏六腑，可以调通水道、运化水谷，它就像是一部电影的总导演、一场联欢会的主持人，可以让五脏六腑的功能更加协调，一心一意、同心同德地为身体服务。也就是说，三焦经畅通，小孩子的机体抵抗力也会增强。

中医文化博大精深，希望每一位父母都能共同努力，去钻研，去思考，充分利用好小儿双手上的亿万财富，使孩子健康成长，免遭病魔的侵害。

# 11. 孩子发高烧怎么办——退六腑

前面我说过，孩子发烧是身体在对抗病菌的一种正常反应，对身体是有好处的。但是，高烧要除外。一般情况下，37～38℃之间，属于低热的范畴；38～39℃之间算是中热，而39℃以上的就属于高烧了。如果孩子高烧到39℃以上的话，那就要及时进行处理。有很多孩子因为高烧的时候，家长没有及时处理，结果造成孩子抽搐，表现为不自主抽动、意识不清等等。

记得有一天晚上，我接到一个朋友的电话，他说自己3岁半的小孙子出现了高烧。我问他怎么处理的，朋友说，本来孩子体温是38.6℃，他用了"捂汗法"，下午的时候把孩子用被子裹好，想着让孩子睡觉的时候出出汗，体温就降下来了。没想到晚上一量，孩子的体温已经到了39.3℃了。

我当时一听就明白了，这种错误太常见了。很多人认为，孩子发烧的时候打寒战、怕冷，得用被子盖好，以免再受风着凉。实际上，当孩子的体温升到高峰值的时候，全身的毛细血管就会扩张，毛孔张开，汗腺分泌开始旺盛。这时候最需要的就是散热，如果一味地给孩子捂汗，而不让其散热，体温不持续升高才怪呢！

于是我跟朋友说，赶紧把孩子的被子撤掉，把孩子衣服领口松开，最好用温水给孩子擦一擦腋窝等部位。另外，在孩子左手小臂的后侧，自腕横纹至肘部成一直线的地方，用拇指或食、中两指指腹自肘部向前推向腕部，直推300遍。

朋友一个多小时以后给我打电话，说烧已经降了一些了，孩子现在

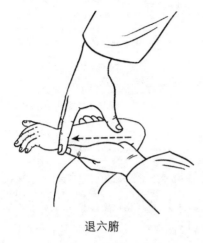

退六腑

睡得很稳。

我上面说的方法叫"退六腑"。六腑在中医上就是指胆、胃、大肠、小肠、三焦、膀胱六个脏器的合称，具有受纳，传化、排泄功能，生理特点是传化物而不藏，实而不能满（满了就容易生热）。六腑的主要生理功能是受纳，腐熟水谷，泌别清浊，传化精华，将糟粕排出体外，而不使之存留。所以六腑以和降通畅为顺。六腑具有出纳、转输、传化水谷的共同功能。

《灵枢·本脏》："六腑者，所以化水谷而行津液者也。"《素问·五脏别论》："六腑者，传化物而不藏，故实而不能满也。"从阴阳对应的关系上讲，六腑属阳。"退六腑"，意思很明显，就是清退六腑的热毒，它还有助于把体内的糟粕排出体外。

"退六腑"相当于中药里的犀角、羚羊角等，是大寒之品，如果不是高烧的话，最好不要给孩子用。

# 12. 孩子风热感冒怎么办——推脊柱

不要以为感冒只会天凉的时候发生，夏秋时节，小孩子更容易感受风热之邪而出现感冒，伴随着的症状就是发热、咳声粗亢、痰稠色黄、头痛、咽干、口渴、流黄鼻涕、便秘等等。

小孩子患上风热感冒的时候，怕冷怕热的表现不太明显，主要表现就是发烧重，这个时候可以用"推脊柱"的手法，为孩子退烧减热。具体的做法是，沿着孩子的脊柱，从大椎穴开始，往下到尾骨之间的那条直线，用食、中指指腹由上而下直推，每天推100～300遍。

其实，脊柱穴是小儿推拿的一个非常重要的部位，它是背部督脉的所行之处，贯穿了整个脊柱，而且又与胸腹部的五脏六腑联系密切。所以，脊柱穴具有调阴阳、理气血、和脏腑、培元气等强健身体的功

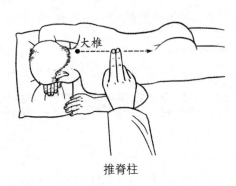

推脊柱

能。脊柱穴联络诸经，贯通上、中、下三焦，可用治三焦各部位疾病，对全身脏腑组织器官、四肢百骸起到温煦、协调、推动之作用。所以，推拿小儿脊柱穴，具有调整阴阳平衡，调和脏腑功能，促进气血循行及疏通经络的作用。

古代医书《诸病源候论·风热候》中记载："风热病者，风热之气，先从皮毛入于肺也。"因此可以看出小儿患上风热之症，多与肺、脾、肾脏功能失调有关，脊柱穴这条线与足太阳膀胱经、督脉以及五脏六腑密切相关，在这个穴位上进行推拿，可以起到调整人体阴阳平衡、提高机体抵抗力的作用。

具体一点说就是，它可以宣肺利窍，固表通阳，预防感冒、咳嗽、哮喘、咽喉炎等外感病症。当小儿感受风热发烧时，它又有退热的功效。并且，更为难得的是，按摩脊柱穴可以调五脏六腑，因此它是标本兼治的一种方法。

当然，当孩子因感受风热之邪而感冒时，家长的护理也要做到位。风热感冒会使人体失去很多水分，因此患者会有口渴欲饮的症状。我建议家长可以熬点梨汁给孩子喝，以免因发热出汗过多而导致身体失水。

容易感冒的孩子，平常家长可以多让他吃点梨。梨甘酸而平、无毒，具有生津止渴的作用，富含维生素C。科学家和医师把梨称为"全方位的健康水果"、"全科医生"。多吃梨可改善呼吸系统和肺功能，再坚持每天推脊柱100～300遍，保证感冒远离你的孩子。

# 13. 孩子咳嗽老不好怎么办——分推肩胛骨

　　一年四季，除了夏天外，春、秋、冬都可算是小儿呼吸系统疾病的高发期。这三个季节的天气，就像小孩的脸一样，说变就变。感冒、咳嗽等等，说来就来。有些孩子体质好些，可能两三天就好了。但是有些孩子，一两个月都好不了。特别是咳嗽，拖得特别久。我经常见到一些小宝宝，咳个不停，隔上一阵子就会咳两三声，很明显是病根儿没有除去。

　　这时候家长大多会分成对立的两派：一派会着急得要命，立马到医院，输液，打抗生素，生怕孩子再落个哮喘什么的就麻烦了。还有一派消极一些，觉得这不算什么，听之任之，不管不问。这两者都比较极端，如果能中和一下就好了。

　　曾经有个家长见到我的时候跟我唠叨，这医生也看了，吊针也打了，止咳糖浆也喝了，咳嗽还是止不住，真不知道该怎么办了！这个孩子其实是典型的肺炎，幸好家长比较细心，病情发现得早，不是多么严重，但是却久咳不愈。

　　我把"分推肩胛骨"的方法告诉了那位家长，用双手拇指沿孩子的双肩胛骨骨缝从上向下作弯月形分推100～300遍。我让他坚持给孩子推了两周。他当初还觉得我是在骗他，感觉不吃药就能把病治好是不可能的事。没想到，两周之后他却高兴地给我打来电话，说孩子已经不咳了，实在是不可思议。我告诉他，不要孩子一生病，就去依赖外药的治疗，我们人体本身就是一个大药库，你为什么放着自己的不用呢？

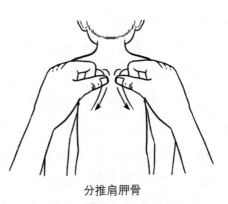

**分推肩胛骨**

其实，大家可以想一下，久咳一定与肺气不充、肺阴不足有关，这时候一定要宣肺才行。肺气充足了，到喉咙这个关口时，肺气一冲就过去了，就不会咳了。宣肺止咳的话，分推肩胛骨的效果最好，对久咳气急的患儿尤其适用。

那么，推肩胛骨为什么可以宣肺呢？其实，大家想一想，人的两片肩胛骨对应的是左右两个肺脏，这就跟腰与肾的关系差不多。中医讲"腰为肾之府，壮腰可护肾"，那么，肩胛骨也可以说是肺脏的"府"，从上往下像弯月一样推肩胛骨的缝，就可以起到宣肺的作用。

我要特别提醒父母们，两岁以下是小儿肺炎的多发期，但是肺炎的症状并不明显，可能有轻微咳嗽或者完全没有咳嗽病已经很重了，所以家长要特别留心。

# 14. 怎样预防孩子感冒——揉肺俞

史书记载魏文王曾问名医扁鹊一个问题："你们家兄弟三人都精于医术，谁的医术最好呢？"

扁鹊回答："我大哥的医术最好。"

魏文王不解。

扁鹊解释说："我大哥治病，是在病情发作之前，那时候病人自己还不觉得有病，但大哥就下药铲除了病根。虽然他的医术难以被大家认可，也没有太大的名气，但在家里却很受推崇。二哥治病，是治病初起之时，病人没觉得痛苦病就好了，在乡里小有名气，但医术次之。而我治病总是在病情十分危急之时，病人痛苦万分，见我把病治好对我万分感激，使我名闻天下，但我的医术确实是最不好的。"

这就是良医治未病的故事。"不治已病治未病"是早在《黄帝内经》中就提出来的防病养生谋略。其实家长也应该掌握这门学问，对孩子及早做好疾病的预防，而不是等到孩子真的生病了，再病急乱投医。

拿感冒来说吧，小孩子精力旺盛，稍一活动就浑身发热，这时候如果不注意保暖就很容易感冒。如果想给孩子加一道预防感冒、咳嗽的保护网的话，揉肺俞就可以了。

在小儿背部的第三、四胸椎间，正中线旁开1.5寸处，左右各有一个穴位，叫肺俞穴。此穴主治肺经及呼吸道疾病，如肺炎、支气管炎、肺结核等。冲击此穴，可以震动心肺。父母坚持每天用双手拇指指尖在此处作揉法（右手顺时针，左手逆时针）300遍，就可以很好地润肺阴、祛痰湿、清除肺部的湿热之气，从而起到治疗感冒的作用。

另外，中医说"肺主皮毛"，肺的精气对皮毛

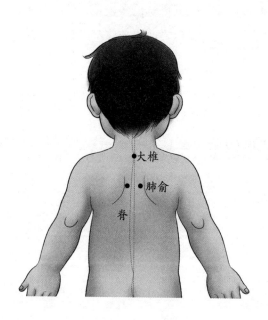

有滋养和温煦的作用，皮毛的散气与汗孔的开合也与肺之宣发功能密切相关。因此，揉肺俞，可以调理肺部功能，预防感冒。

但是家长也要注意，虽然引起呼吸系统疾病的风寒之邪大部分是通过鼻腔侵入体内的，但风寒之邪也是可以从皮毛进入的。所以，家长一定要注意，当天气发生变化的时候要及时给孩子增减衣服，空调、电风扇不要对着孩子直吹或吹时间太久。夏天如果淋了雨，受了冻，家长可以给孩子熬一碗姜汤放点红糖让孩子喝，及早驱散寒气。

# 15. 孩子呕吐怎么办——揉内关

前几天有个亲戚打电话问我，自己6个月的孩子这几天嘴角总会溢出如奶样的物质，是不是该去医院看看。

我告诉他，小孩的胃肠功能发育尚不健全，出现呕吐是正常的现象。食物对于人体来讲，也属于异物，需要胃肠进行消化吸收。胃肠消化不了的或者对人体有害的，就可以通过呕吐排出体外，以缓解胃的压力，对人体实际上起着保护作用。

需要注意的是，家长要学会辨别呕吐物，像我家亲戚说的溢出清淡、灰白色的物质就是都来自食道稍带黏性的分泌物和咽下的奶水，是人体肠胃正常的排斥反应。但是如果小孩的呕吐物有臭味或带血的话就不正常了，家长要马上带孩子去医院进行全面的检查。

出现小儿呕吐的情况，家长先不要忙着给孩子喂药，我教大家一个简单有效的方法，就是揉内关穴。

内关穴是手厥阴心包经上的一个重要穴位，具有宁心安神、镇静止吐、降逆止呕、宽胸理气、疏通经脉的作用。

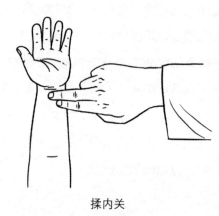

揉内关

给小儿"揉内关"的具体方法是：让小儿伸臂仰掌，在腕横纹上2寸的两筋之间，就是内关穴了。这里我要提醒各位家长一下，中医讲的每一寸都是以中指中节为准的，这里更要以小儿的指节为准。

亲戚按我教的方法，1个小时后给我打电话说宝宝好多了，对我非常感谢。我让他照此下去再坚持一段，几个星期后，他告诉我，孩子这一段再也没有呕吐过。

上一节我提到良药治未病，小儿很容易出现呕吐症状，所以作为家长应做好预防保健。小儿呕吐，与家庭护理也有很大关系，家长要注意，正在哺乳期的婴儿，喂食不宜太快，不能由着孩子的性子来。喂饱后，把小儿抱正，然后用手拍小儿背部，直到听见打嗝的声音就可以了。饮食要定时定量，不要孩子一哭就拿奶瓶哄，这样并不好。把吃饭的时间固定下来，其他的时间饿一饿，大一点的孩子也要这样。另外，不要过食煎炸肥腻食品及冷饮。呕吐较轻者可少量多次地进食易消化的流食、半流食。再者，如果孩子出现呕吐的话，最好让孩子侧着睡。

如果每个家长能做到以上几点，我相信你的孩子就不会出现呕吐了。我希望每个家长通过学习，都能做自己孩子的良医，使自己的孩子健康成长。

捏捏小手百病消

# 16. 孩子体质不好怎么办——揉压足三里

民间有句俗话，叫"拍打足三里，胜吃老母鸡"，就是说，拍打足三里穴，比吃老母鸡还有营养。

传统中医认为，按摩足三里有调节机体免疫力、增强抗病能力、调理脾胃、补中益气、通经活络、疏风化湿、扶正祛邪的作用。

《灵枢》中就说："邪在脾胃，则病肌肉痛，阳气有余，阴气不足，则热中善饥；阳气不足，阴气有余，则寒中肠鸣腹痛。阴阳俱有余，若俱不足，则有寒有热。皆调于三里。"这句话的大意是，当脾胃有问题、阳气或阴气不足、有腹疼肠鸣等的时候，都可以用足三里这个穴位来进行调理。

足三里位于小腿外膝眼下四横指（用小儿的手取），胫骨外侧约一横指处，是足阳明胃经的主要穴位，是一个强壮身心的大穴。

我问过很多人，大部分都听说过足三里这个穴位，这其中还有百分之三四十的人都能准确地指出位置，还知道足三里可以抗衰老。但是，这个穴位不光对中老年人有效，对小儿效果同样非常好。

有个朋友家的孩子，出生的时候早产了两个月，体质一直不好，从生下来到一岁多，隔三差五就生病。用朋友的话说，市里大医院的儿科大夫我都认识。我见到那个小宝宝的第一眼，就知道孩子身体不够健康。看别人家的小孩子，脸蛋儿红扑扑的，圆圆的，大都是双下巴，头发油黑发亮，眼睛也有神。再看看那个小宝宝，面黄肌瘦，头发稀少无光泽。朋友说，孩子老是不好好进食，真愁人。

我就让他给孩子揉足三里穴。三个月后，孩子整个身体都调治过来了。朋友每次见我，都说我是"一语道破天机"。

揉足三里的具体做法是：每天用大拇指或中指按压足三里穴一次，

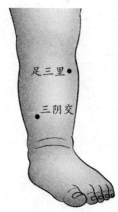

按压足三里

每次每穴按压5～10分钟，每分钟按压15～20次。注意每次按压要使足三里穴有针刺一样的酸胀、发热的感觉才行，如果没有感觉说明你并没有找对穴位。家长可以在自己的身上先试一试，找准穴位后再对孩子进行按压。照这样的方法坚持2～3个月，就会使孩子的胃肠功能得到改善，使孩子精神焕发，精力充沛。

在这里我也要强调一下，足三里穴也是宜补不宜清。在我的这本书里，很多地方都用到了足三里穴，但唯有急救中毒性菌痢患儿一例，用的是指压双足三里附近的高升点。

捏捏小手百病消

# 17. 孩子遗尿怎么办——推七节

有很多家长问过我关于婴幼儿大小便的问题，今天我一并说一说。孩子的小便问题，大多集中在遗尿上。小儿遗尿就是不自觉地排尿，三岁以前是很正常的情况，但是到了五六岁还尿床，那就是疾病了。而孩子大便的问题，无非就是便秘和腹泻。大便是排除毒素的一个重要方式，也是小儿身体健康状况的一个重要反射。

如果小儿有遗尿或者腹泻的话，家长都可以用拇指或食、中指指腹向上推孩子自第四腰椎到尾骨之间的那条直线。如果孩子有便秘的话，那就反过来，向下推即可，每天都是100～300次。

第四腰椎到骶骨尖的直线，俗称"七节骨"，它的作用就是调节大小便的神经。正是由于这条神经不敏感，才会造成大小便出问题。

向上直推七节骨，我把它起名叫"推七节"或"补七节"，因为它的作用是以补为主。而向下直推七节骨，就要"清七节"了。

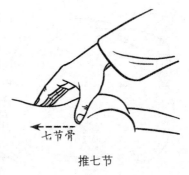
七节骨

推七节

肾虚可能遗尿，脾虚可能遗尿，肺虚可能遗尿，肝经湿热也可能遗尿，我跟大家说这些估计当家长的没几个能听明白。总的来说，遗尿这个问题就是跟我们的脏腑功能有关。而推拿七节骨可以治疗内脏功能紊乱，现代解剖学已经证明，尾骨前面有起于颅底沿着脊椎两侧排列下行的交感干所集合的神经节，叫奇神经节，刺激它可以调理内脏功能紊乱。

推七节骨的时候家长一定要注意，手法要轻快柔和，不要用蛮力，否则就会弄伤或者弄破孩子的皮肤，孩子也不愿意配合。另外，推拿最好在两餐中间进行，不要在宝宝刚进过食的时候就给他推拿。

我向许多父母介绍过这种方法，大家一传十，十传百，引起了巨大的反应，很多患者给我写信致谢，说这个方法让他的孩子走出自卑的阴影，再也不用被别的同学嘲笑了。这个方法简单易学，希望更多的父母来了解这个推拿术，帮助更多的孩子走上健康之路。

# 18. 孩子拉肚子怎么办——揉长强

小孩的肛门与尾骨之间，有一个穴位叫长强穴，这个穴位是一个点。按摩此穴具有"有形"和"无形"两种效果，有形的效果是止泻，无形的作用是强身。

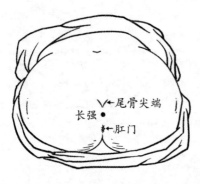

长强 尾骨尖端
肛门

具体做法是让孩子趴在床上，双腿稍稍分开，用手指揉或按压此穴，双手交替按摩，每天100～300遍。

拉肚子即腹泻，严重的腹泻可引起脱水和身体电解质紊乱，甚至会危及孩子的生命。很多家长对小孩拉肚子起初表现不太注意，直到拉得稀里哗啦了才手忙脚乱。为什么不在疾病初期就及早干预呢？只要揉揉长强穴就可以了，我希望每一位父母看过我的这篇文章，都能掌握这个方法，做一个有心的父母。

记得我被下放到定远县仓镇公社的时候，有一位农民的小女儿，经常拉肚子，家里穷也吃不起药，就这样每天痛苦着，给人的印象就是她无时无刻不在上厕所，身体非常虚弱。后来，他们家人还去找了当地的阴阳师。阴阳师说什么必须给孩子找一个姓刘的人认做干爹，孩子才不会"流（拉肚子）"。结果那个农民真的那么做了，可他女儿拉肚子的毛病还是没有止住。后来得知我看过些医书，懂得医术，也治好过公社里的几个病人，就来向我请教。我就把揉长强穴这个方法教给那个老乡，让他坚持给孩子推拿，20多天后，孩子就好了，又坚持推拿了一段时间，孩子就很少出现腹泻了。

为什么长强穴有止泻和强身的双重功效呢？这主要是因为长强是督脉的第一个穴位，也就是起始穴，而督脉是"诸阳之会"，统领着人体的阳气，所以，揉长强穴，就好像是给一颗种子不停地浇水一样，阳气在此渐渐生发，很快就会生根发芽。所以，长强穴对脾胃虚弱、拉肚子效果都比较好。

另外，中医先贤们在给长强穴起名字的时候，就已经道出了它的作用。长者，生长也，旺盛也，循环无端谓之长。强者，强壮也，充实

捏捏小手百病消

也，健行不息谓之强。长强两字合而为一，就可以强健气血，就是让人体的气血运行正常。

# 19. 孩子消化不良怎么办——捏脊

在第一章里，我已经详细地讲了捏脊疗法的好处。由于捏脊疗法是我的小儿推拿术中的一个很重要的手法，所以在这一章里，我还是要再详细地说一说。

操作：双手拇指食指和中指从尾椎骨沿脊柱两侧向上捏，连皮带肉用力捏起即放下，一起捏至颈部发际处为止，以脊柱两侧皮肤微有潮红为有效。

医理：捏脊疗法可以刺激人体的自主神经干和神经节，通过复杂的神经体液因素，提高机体免疫功能，并整体地、双向地调节内脏活动，从而防治多种疾病。从中医上讲，人

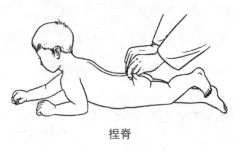

捏脊

体背部的正中为督脉，督脉的两侧均为足太阳膀胱经的循行路线。督脉和膀胱经是人体抵御外邪的第一道防线。通过捏脊疗法，可以疏通经络，起到调整脏腑的作用。

而捏脊的部位是夹脊穴，位于腰背部，第一胸椎至第五腰椎棘突下两侧，后正中线旁0.5寸，一侧17穴，左右共34穴。

特别说明：捏脊多用于治疗小儿积滞一类的疾患，如食积、疳积、呕吐、便秘、泄泻等，故又称"捏积"；还可消除肝脾肿大，并有医治

百病的作用。

一个老街坊的小孙子就是消化不良，天天吃健胃消食的药物也没有什么大的效果，体质很差，小脸又瘦又黄，一看就营养不良。前一段他把孙子带到我这儿，我每天坚持给他捏脊，连捏三个月，孩子吃饭香了，睡觉好了，人也活泼了。孩子的爸妈高兴得不得了。

其实，消化不良就是由于胃功能紊乱引起的，中医认为跟脾胃脏腑有关，治疗时应健脾和胃，疏肝理气，消食导滞。而通过捏脊疗法，就可以疏通经络，达到调整脏腑的目的。

家长们要特别注意控制孩子的饮食，俗话说"小儿不知饥饱"，小孩子遇见好吃的就吃得没够，自己吃撑了都不知道，不好吃的一口也不尝。这种情况就需要大人来帮他控制，即使他再怎么喜欢某种食物，也不能由着他的性子吃，无论是饭菜、点心还是水果，都要适量。让孩子从小养成不偏食不挑食的好习惯。

放任孩子享乐是一种溺爱，最后只会害了他，懂得约束才是真爱，疾病预防上如此，人生之路上亦是如此。

# 20. 孩子不够强壮怎么办——揉三阴交

经常见到很多父母给自家的孩子买什么补锌的、补钙的、补铁的营养品，我就为他们感到惋惜，其实这些元素每天吃的饭里就有，我们为什么不利用好我们身体内的大药库，还偏要花钱从外面找呢？

如果你嫌自己的孩子不够强壮，那么试一下三阴交这个穴位吧，它就是身体里一个可以让人变强壮的大药库。

三阴交，顾名思义，是肝经、脾经、肾经三条阴经的交汇处，经常揉这个穴位，对于调理肝、脾、肾都很有好处。另外，脾与胃相表里，肾与膀胱相表里，肝与胆相表里，揉了这个穴位，就相当于调理了人体五脏六腑里的三脏三腑。

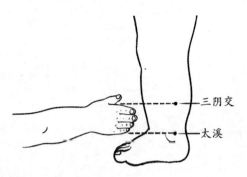

三阴交

太溪

也许你会问，难道调理调理脾胃就可以让小孩变强壮吗，这个问题大家要长远地看，谁都不可能一口吃个胖子。试想一下，你的孩子脾胃调好了，胃口就打开了，饭量也大了，慢慢地不就健壮了？人体五脏六腑功能正常，孩子的精神头好，活力就大，喜跑喜跳。这有饭量有运动量，孩子怎么能不变强壮呢。

三阴交这个穴位很好找，就在小儿脚内踝尖上3寸，胫骨后缘稍后处。从治病的角度讲，每天揉300下三阴交穴，有强壮、消炎作用，对治肠炎、泌尿系统疾病也有一定的成效。

从保健的角度上讲，肝管理人体的气机，具有疏泄的功能，揉三阴交可以起到疏肝的作用；脾为后天之本，是气血生化的源头，揉三阴交可以增强小儿的脾胃功能，吃得好，睡得安，营养跟得上；肾为先天之本，藏有先天的精气，主人体的生长发育、骨骼强壮等功能，另外，肾还主骨生髓，而脑为髓之海，因此揉这个穴位还有促进小儿大脑发育的作用。

# 孩子不爱吃饭，调理脾胃是重点

## ——脾胃系统保健按摩法

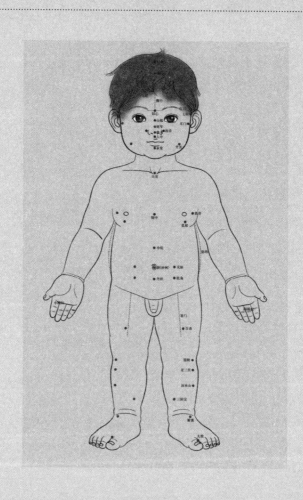

# 1. 我此生的第二个病人——孩子疳积怎么办

我当初之所以能救下大女儿，关键是个"偷"字，不敢叫任何人知晓，其中包括我的爱人。

为何要偷呢？一则自己当时是摘帽右派，如同惊弓之鸟，不敢乱说乱动，二则怕出娄子被追查责任。当女儿病情好转之后，我便比猪八戒吃人参果还要高兴，可惜的是无人知晓，我更不敢宣扬，当然也就无人分享我的幸福与快乐，只能自己偷着乐。

大女儿脱险之后，就被岳母带到了安庆去调养，我心里默默祝远方的女儿从此一帆风顺，健康成长。

后来，在农场干活时我发现一个两岁男孩患了疳积病，因瘦得皮包骨，两只无神的大眼睛显得更大，脸色焦黄呈现炭色，胃口特差，且患腹泻，啼声低微，气血两虚，父母到处求医，均无效果，眼看面临死亡深渊，我出自一颗医者的仁心自告奋勇地说可以尝试救救孩子。但要与其父母约法三章，说到底仍然是个"偷"字，一是保密，不让任何人知晓。二是死马当成活马医，万一死亡，不担责任。三是不收费，也不收礼。

我就是用小儿推拿术为其治疗的。采取补脾土300次，清肝木、清心火各200次，补肺金、补肾水各300次，揉外劳宫150次，推上三关300次，揉双足三里各300次，捏脊1次，共用两个疗程，40天后小孩果然神奇般地康复了。这是我第一次义务为他人治病，这个小孩是我此生的第二个病人。

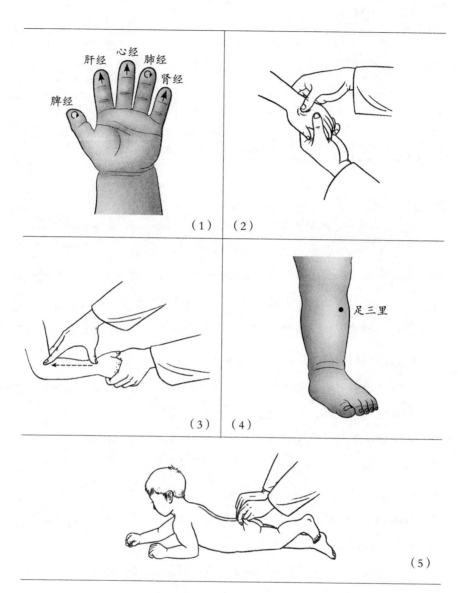

肝经 心经 肺经
脾经 肾经

（1）（2）

足三里

（3）（4）

（5）

（1）补脾土300次，清肝木、清心火各200次，补肺金、补肾水各300次。脾土、肝木、心火、肺金这几个穴位旋推为补，直推为清。而肾水旋推为清，直推为补，此穴宜补不宜清。（2）揉外劳宫150次，外劳宫位于手背中央第二、三掌骨之间，掌指关节后0.5寸。（3）推三关300次，三关位于前臂桡侧，阳池至曲池成一直线。（4）揉双足三里各300次，足三里位于膝眼下四横指，偏开一横指处，可用指量法选取，但必须用患儿的手量取。（5）捏脊1次，捏脊对于治疗小儿积聚一类的疾患非常有效。

## 2. 摸摸小手泻立停——孩子腹泻怎么办

当年我被卜放到仓镇公社后，立即被分到比较偏僻的人梅人队，但我只在此大队一周，便被调回仓镇，住到庙西队。我一到大梅大队，便管了"闲事"，立了"闲功"，实不足为外人道也。

有一次我到大队书记家，其媳剧烈腹痛。不巧，大队医生因事外出，无处寻觅。只听其呻吟之声，全家人都非常着急。

我毫不犹豫，心想解除病人痛苦是天大的事，就是被戴高帽子我也不怕。我问其情况，得知是因受寒而引发的胃痉挛，便对书记说："取生姜一大块，切片放锅中炒一炒，用红糖熬碗浓汤给她服下。"

书记疑惑地说："老周，这可不是乱来的，你懂医吗？"

我当时不知是哪里来了一股劲，或许是终日勤奋苦读，对自己的知识比较自信吧，就说道："放心，绝对没有问题，如果不行，你怎么处置我，我都毫无怨言。"

一个时辰后，果然见效，疼痛缓解了，呻吟停止。

书记大悦，说："老周，你真行！原来你一直深藏不露啊！"

我答道："懂一点而已，谈不上会。"

还有一次到了借住的农民家，其子3岁，腹泻不止，一天多达20余次。征得家人同意后，我就为其小儿进行推拿，摸小儿的左手，补脾土300次，推大肠200次，揉板门200次，推上三关300次，推七节300次，揉长强穴300次，揉双足三里300次，捏脊5遍。

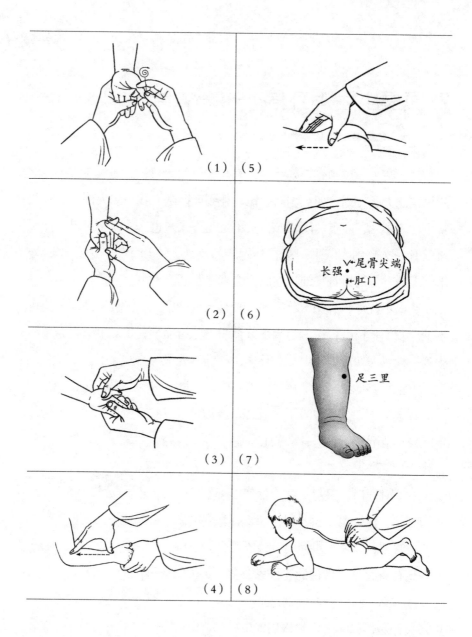

（1）长强 · 尾骨尖端
肛门

（6）

足三里

（7）

（8）

（1）补脾土300次。（2）推大肠300次。（3）儿童的板门穴是一个椭圆形的面状，又好找又容易操作。每天一次，用中指指尖揉上300～500遍即可。（4）推上三关300次。（5）推七节最好在两餐中间进行。孩子腹泻，要自下往上推，每天300次。（6）长强穴有止泻和强身的双重功效，每次揉300次。（7）揉双足三里300次。（8）捏脊5遍。

只按摩一次，就立竿见影，小儿腹泻马上停止了，饮食也恢复正常了。我连着为他调理了两天，孩子就完全没有腹泻的症状了。他家人十分高兴，赞我医术高明，我也十分快乐，感觉自己的付出终于得到了患者的认可。

这是我下放仓镇公社第一次施展身手，接着便有不少社员抱着小儿来找我治病，我也来者不拒，大显身手，且均见效果。大约有10个以上的小儿，或腹泻，或发热，或咳嗽，均有疗效。可惜，一周之后，我又被调回仓镇。不花钱、不吃药便能治病，特别是食物治病，是很值得研究的。

大凡腹泻均用补法，便秘则用清法。顺时针方向揉之为补，离心直推为清，上推为补，下推为清。一定要弄清补与清的关系，不可弄错（补大肠乃是由食指推到虎口，止泻，清大肠则是由虎口推到食指尖，治便秘）。

# 3. 大雨中的急诊——急救小儿休克

一天下午黄昏时刻，天忽然下起了大雨，风雨交加，电闪雷鸣，我心里暗自抱怨。这种天气我是不出去办事的，所以就坐在门口钻研医术。我抬头看见从仓镇公社医院方向，来了一对约40岁的夫妇，抱着一个5岁左右的男孩，来向我紧急求助。

我看这个孩子已处于休克状态，公社医院诊断为急性肠梗阻或阑尾炎，无法治疗，开具证明要他们立即到县医院去求治。此时已近黄昏，离县城还有20公里路，他们一无钱二无粮票，看孩子病情危急，怕赶过去已经来不及了，只好来找我。

实话实说，我还不是一名真正的医生，像这种危急病情我是不宜插手的，人命关天岂同儿戏，万一出了问题，真的是吃不了兜着走。但我这个人心肠最软，尤其见不得眼泪，看着家属痛苦自己也疼在心里，于是便询问病儿的情况，其母答道："6天之前，他吃下一大碗汤团，此后便什么也吃不进，吃了便吐，大小便不通，就成了现在这个样子。"

我用手摸摸小儿额头，并不发热，又摸摸小儿胃部，手感其间有硬块，如拳头状。我便恍然大悟，觉得此儿既非肠梗阻，亦非阑尾炎，只不过是那一大碗汤团结成硬块，使得上下不通，大小便皆无，以致饿得

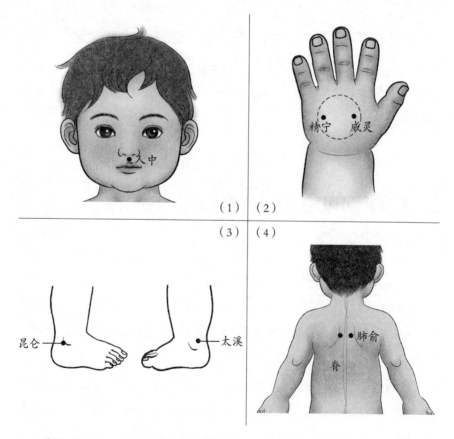

（1）（2）
（3）（4）

（1）掐人中。人中位于上嘴唇沟的上三分之一与下三分之二交界处，为急救昏厥要穴。（2）重捏孩子手背上的精宁、威灵两穴。（3）重捏孩子双脚上的太溪、昆仑两穴。（4）重捏孩子背上的双肺俞穴。

"休克"罢了，哪里需要转院，更无需手术治疗，是医生误诊了。

我答应为他们治一治，条件是严格保密，不能让医院知晓，以免给我造成麻烦。

我掐小儿人中，重重捏其手背上的精宁、威灵两穴，双脚上的太溪、昆仑穴以及背上的双肺俞穴，这是救小儿休克之穴，使小儿能清醒过来。然后，以上腹部胃为重点，做腹部常规按摩，推、滚、揉各300次。我告诉家长留儿观察一下，如一小时后有小便，两小时后有大便，其病已愈，不用去县医院了。

果如我所言，一个小时后夫妇高兴地告诉我，孩子小便了。我只用一次推拿，就治好了此儿的病，夫妻俩千恩万谢，要掏诊费给我，被我婉言谢绝，我再三叮嘱他们要为我保密。此事使我毕生难忘。是树有根，是病有因，对于任何疾病，都应该找出病根，才能像拔萝卜那样将疾病连根拔除，切不可轻易下结论。

# 4. 宝宝吃饭香，才能身体棒——孩子厌食怎么办

现在的孩子生活条件太好了，跟我年轻的时候比可以说是一个在天上一个在地上。这一切得归因于国家的经济发展。我年轻的时候厌食的孩子特别少。原因很简单，都吃不饱，一看到好吃的东西都是一种饿虎扑食、狼吞虎咽之势。另外，那时候一年也吃不上几次肉，不像现在，天天都能有肉吃。但是，现在的孩子吃得太好了，也容易出问题，厌食就是其一。

大人小孩都会厌食，但是小儿厌食对身体的伤害要大得多。原因

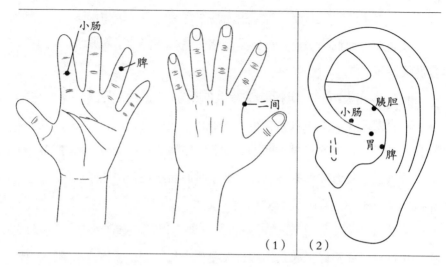

（1）　（2）

（1）小孩厌食的时候，只要在他手上的二间、脾、小肠这三个点上每天各揉300次，用不了一周就能好。（2）对于10岁以上的孩子，可以用王不留子贴在耳朵上的小肠、胃、脾、胰胆这四个穴上，每个穴位按压不能少于3分钟。

很简单，小孩正处在身体发育的黄金时期，厌食会造成孩子的抵抗力下降、反复感冒、营养不良等，甚至还会影响到孩子的身高、智力发育。

孩子厌食的时候，如果排除其他疾病的可能，只是单纯地没有食欲、没有饥饿感，甚至是拒食，那就跟脾胃功能失调有着直接的关系。推拿可以起到消食导滞、滋养胃津、健脾补气的作用。

可以在孩子手掌的二间、脾、小肠这三个穴上每天各揉300次，用不了一周就好了。二间穴位于食指近节桡侧前缘凹陷处。

对于10岁以上的孩子，可以用王不留子贴在耳朵上的小肠、胃、脾、胰胆这四个穴上。并叮嘱孩子，每天有空的时候就压一压，每个穴位按压不能少于3分钟。父母如果有时间的话，也可以用火柴棒在这几个点上进行按压，每个点七到八分钟。

但我要特别说明一点，压耳穴这个方法，一周岁以上的孩子才能使用。

家长也可以在孩子脚上的公孙、隐白、三阴交、冲阳、内庭、京骨、涌泉、太溪、中封进行按揉。虽然麻烦了一点，但是脚上的穴位作用相对更直接，而且又是大穴，所以效果也很好，对全身的阴阳也是一种很好的调理。

另外，小儿"乳贵有时，食贵有节"。家长给孩子安排膳食的时候，一定要注意，饮食要定时定量，注意营养均衡，不偏食，少吃零食，尽量少让孩子吃冰冻生冷的饮料，以免冲淡消化液。饮食宜清淡，多进食易消化且富营养，健脾之品，如胡萝卜、淮山、麦芽、豆浆等。

原因很简单，一分耕耘一分收获。生活中哪一件事不是如此呢。

# 5. 饭后总打嗝——孩子嗳气怎么办

以前，最大的幸福就是能有一天吃得饱饱的，然后躺在床上打一个饱嗝。现如今，每天都吃得很丰富很舒服，却怎么也打不出当年的那个饱嗝了。

打饱嗝属于正常现象，中医上叫做"气机上逆"，气从胃中上逆，出喉咙而发出声音。偶尔在进食过后，打嗝不停，也不算什么大毛病。但是，如果经常打饱嗝的话，那胃里肯定是有问题了。

大人如果经常打饱嗝，很有可能是反流性食管炎、慢性胃炎、消化道溃疡等等，但是小孩就简单得多了，小孩身体内的器官都是新的，不可能是胃炎、胃溃疡之类的，就是一个"气机上逆"的病因所致的。从西医上讲，就是胃里有空气了，要通过打嗝跑出来。从中医上讲，脾气主升，胃气主降。如果胃的吸收功能出了问题，胃气就不顺着原路走了，就会往上走，这时候就会打嗝，发出声响。

嗳气不止，如果单纯止嗝的话非常简单，且治法也很多。像打嗝的时候尽量屏气，或是让打嗝者口含少量水，在打嗝的同时咽下去等，这些小偏方都可以迅速止嗝，但是却治标不治本，即便把嗝止住了，过一会儿或者第二天、第三天又会犯。

治嗳气的根本还是调理胃气，可以以小儿的手穴为主，选太渊、少商、胃肠点、中魁这四个穴位，每天给小儿揉300次。

这四个穴位里，胃肠点很明显，可以疏通胃肠道，使胃肠道功能恢

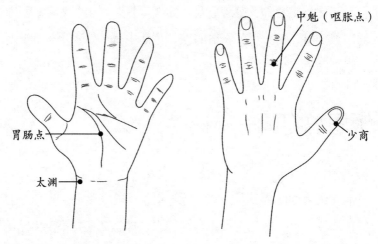

中魁（呕胀点）

胃肠点

少商

太渊

治嗳气的根本还是调理胃气，选取小儿手上的太渊、少商、胃肠点、中魁这四个穴位，每天揉300次即可缓解。

复正常。

中魁自古以来就是治嗳气的妙穴，在手中指背侧近侧指关节的中点处。中医认为它有治疗嗳气、噎食、呕吐、食欲不振等作用。

太渊和少商穴都是手太阴肺经上的要穴，肺司一身之气，胃中之气当然也归于内。《内经》中就说："谷入于胃，胃气上注于肺。"所以，这两个穴位也是必不可少的。

孩子嗳气，自己会很尴尬，家长也会很尴尬。去医院吧，也不算什么大毛病。不去的话，孩子又明显不舒服。用我说的小方法，就可以把

嗳气这个毛病给治好，还可以调理小儿的食欲不振等问题。

# 6. 宝宝常口臭，首要任务是清胃火——孩子口臭怎么办

　　我遇见过一个口臭的孩子，是由他妈妈带着来看病的，我问他话的时候他总是半开着嘴，还把头扭到一边。很明显这孩子已经长大了，已经有了自尊心。母亲告诉我，孩子有天上学，别的同学说他口臭，他从那以后在学校都不敢与人说话，回到家也不怎么说话。

　　口臭毛病虽小，但它会使人不敢与人近距离交往，从而产生自卑心理，影响正常的人际、情感交流。

　　小儿口中腥臭，多跟食积有关。胃的功能就是腐化食物，小儿出现食积的时候，就是胃里的食物腐化完以后不能及时被脾脏转化为水谷精

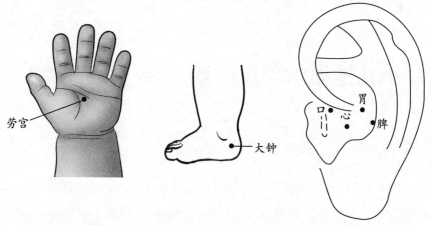

劳宫　　　　大钟　　　　胃　心　脾　口

　　如果是婴幼儿的话，可以每天在小儿手心的劳宫穴和脚上的大钟穴各按七八分钟。一岁以上的孩子，可以试试火柴棒压耳穴的方法，口、胃、心、脾这四个耳穴，每穴点压三分钟。

液运送到全身，这时候，食积化火，胃中之气就会顺着食管上行，口气自然就不好闻了。

其实，如果仔细观察的话，小儿除了会有口中腥臭外，还会伴有手脚心热、烦躁、爱踢被子、头汗多、面颊潮红、大便恶臭等症状。这时候，父母可以先把孩子的食量减一减，如果是婴幼儿的话，可以每天在宝宝手心的劳宫穴和脚上的大钟穴各按七八分钟。

劳宫穴有清心火、安心神、除口臭的功效。配上肾经上的大钟穴，可以起到调理心肾的作用。大钟穴位于足内侧，内踝后下方，跟腱附着部的内侧前方凹陷处。

心主火，肾主水，按这两个穴位可以使心肾相交，水火相济，阴阳平衡，从而起到治病的作用。年龄稍大一点的孩子，可以试试火柴棒压耳穴的方法，选口、胃、心、脾四个点，每个点压三分钟就可以了。

我给这位家长推荐的就是火柴棒压耳穴法，两周后找我复诊时，她告诉我效果确实很好，孩子也肯开口说话了。

口臭的病根在胃，配合我讲的方法，不仅可以把口臭治好，还可以把脾胃功能调理平衡。治病求根，这才是我的×形平衡法的根本。

# 7. 小儿推拿术再见奇效——孩子得了中毒性菌痢怎么办

下乡期间，我回家探亲，在家中住了5个半月之后，回仓镇销假。临行前妻子关照道，切勿再给公社和生产队带来麻烦。但到定远县城还是被一位林姓朋友叫到他家，原来他4岁的儿子因患中毒性菌痢，腹痛屙脓血，高烧40℃以上降不下来，实已病危，县医院束手无策，要

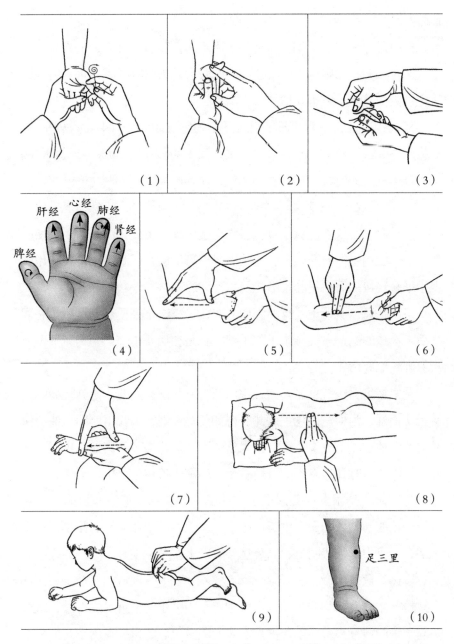

（1）取小儿左手，补脾土300次。（2）补大肠200次。（3）揉板门150次。

（4）清肝木与心火各200次，清、补肺金各150次，补肾水300次。（5）推上三关300次。（6）清天河水300次。（7）退六腑300次。（8）推脊柱300次。（9）捏脊5次。（10）指压两侧足三里附近的高升点500次。

他转院。

他对此也无信心，相信我能妙手回春。而我有些犹豫，一则病情严重，又是独子；二则这小孩又在住院，我怎能去医院插手，再三协商，决定每天由其妻子将患儿抱回家来治疗。

我仍用小儿推拿术，取小儿左手，补脾土300次，补大肠200次，揉板门150次，清肝木与心火各200次，清、补肺金各150次，补肾水300次，推上三关300次，清天河水300次，退六腑300次，推脊柱300次，捏脊5次，指压双足三里附近的高升点500次。治痢与退热双管齐下。

然后我又交代要注意饮食，多吃一些流食。另外，由于孩子大便次数增多，肛门受排便的刺激，皮肤容易淹坏溃破，因此每次便后，用软卫生纸轻轻按擦后需用温水清洗。

一次按摩，就使患儿体温降到37.5℃，三次下来便热度退清，一周之后，小孩的病痊愈，办了出院手续。我是在病儿出院，为其又做了一次保健按摩之后才走的。

此事使得县医院莫名其妙，院内还有一些同类病儿，比其轻微的尚且无法治好，为何这位危重病儿好得如此神速呢？因我事前即与他有保密之约，他当然不敢说实话，如果让医院知道我插手治病，怕也要引来麻烦，因为当时我还有个"摘帽右派"的帽子顶在头上！

那时候只是根据经验采取了一些措施，自己也似懂非懂的，现在经过理论的归纳才明白，中毒性菌痢多见于2～7岁体质好的儿童，起病急骤，全身中毒症状明显，高烧达40℃以上。若不及时治疗，会发生休克、昏迷，危及生命。

抢救中毒性菌痢的成功，无疑创造了中医小儿推拿术的奇迹，从退热与治痢的效果来看，小儿推拿术实乃国宝也。此也是我用小儿推拿术治疗小儿菌痢的唯一病例。

## 8. 献给天下父母的一道秘方——治疗急性细菌性痢疾

细菌性痢疾是小儿较常见的一种肠道传染病，由痢疾杆菌所致。临床上以发热、腹痛、腹泻、里急后重及排含黏液、脓血的稀便为主要症状。起病急，发展快，病情严重，常发生惊厥及休克，易引起死亡，必须早期诊断，及时治疗。这个时候家长的作用就显得极为重要，如果你懂得一些急救知识的话，就能够很好地控制孩子的病情，为孩子争取时间。

现在我就献给天下的父母一个很有用的推拿方，希望你为了自己孩子的健康能够仔细研究，用心领悟。先讲一个事例。

那是很多年前的事情了，我二女儿及外甥女，同时高烧与腹泻，医诊为急性菌痢，我用治菌痢之验方，为她们按摩退热与止泻，连续按摩一周，她们两个就全好了。这个方法就是按摩双侧耳穴小肠、大肠、上颌、下颌、神门、肾上腺、内分泌、皮质下、枕。

但我要特别说明一点，压耳穴这个方法，一周岁以上的孩子才能使用。

此方曾刊于《新安晚报》上，当时社会反映很大，收到了许多的读者来信，让我把这个方法介绍得再详细一点，我就把它在拙作《人体×形平衡法》中进行了详细的介绍。因为农村卫生条件不好，所以痢疾杆菌就长

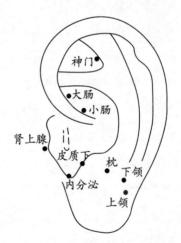

取患儿双侧耳穴——小肠、大肠、上颌、下颌、神门、肾上腺、内分泌、皮质下、枕，每个点压三分钟，一周内即可退热与止泻。

期在此肆虐，我在农村行医时就多次运用此方，一次就治好了患儿两月之久的菌痢，可谓神效。我想如果此方能在全国推广，要为多少病人造福，又能为国家节约与创造多少财富，缓解多少农村医疗卫生服务的压力啊。

此方精华是取上下颌，表面看来与肠道无关，但是足阳明胃经通过该处，证明与胃肠关系密切。凡有菌痢者，上下颌穴特痛，证明乃是菌痢在耳穴上的"相应高升点"，"高升点"棒压可以调动人体平衡力，可以杀死肠道内细菌，上下颌既有杀死细菌的功能，对其他如肺、肝等是否也有杀菌、消炎作用，不妨试用。

# 9. 每个妈妈都能成名医——孩子得了肠炎怎么办

在巡回义诊中，我接触到许多儿童的肠炎病，儿童患胃病者少而肠炎特多，有的则是疳积。

疳积多是因饮食不节，乳食喂养不当，损伤脾胃，运化失职，营养不足，气血精微不能濡养脏腑；或因慢性腹泻、慢性痢疾、肠道寄生虫等病，经久不愈，损伤脾胃等引起。且多见于1～5岁的儿童，以神萎、面黄肌瘦、毛发焦枯、肚大筋露、纳呆便溏为主要表现。

有一次仓镇街上有位妇女抱着两岁的孩子请我治疳积，我只见其子骨瘦如柴，即使啼哭，也是低沉而弱，初步印象是典型的疳积兼肠炎。

我取小儿左手，用小儿推拿术，补脾土300次，补大肠200次，揉板门200次，清肝木与心火各200次，补肺金与肾水各300次，推上三关300次，捏脊1次，揉双足三里、双三阴交各200次。因不易教会其母穴位推拿，只教她捏脊法。

此儿乃是夏天按摩治疗的，两个月后，已是秋高气爽，只见一妇

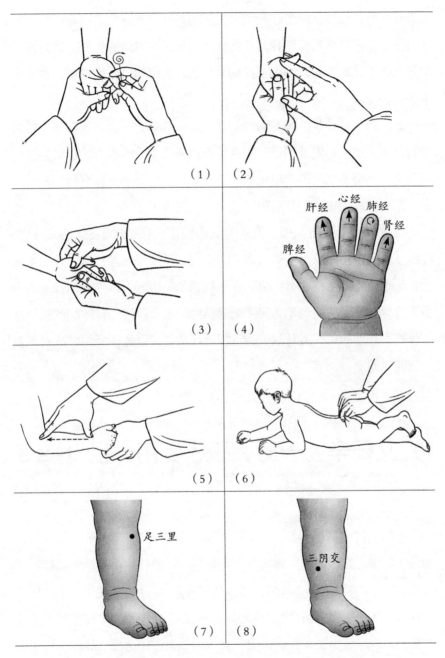

脾经　肝经　心经　肺经　肾经

（1）　（2）

（3）　（4）

（5）　（6）

足三里

三阴交

（7）　（8）

　　（1）补脾土300次。（2）补大肠200次。（3）揉板门200次。（4）清肝木与心火各200次，补肺金与补肾水各300次。（5）推上三关300次。（6）捏脊1次。（7）揉双足三里200次。（8）揉双三阴交200次。

女抱着个肥胖活泼、面色红润如苹果般的婴儿走来，笑着问我："周先生，你您还记得他吗？"我几乎已认不出此乃两月前的病儿了，她说："您救我小儿的性命，解决了我们全家人的大麻烦。您的恩情，我永远不会忘的。"

这个孩子是她坚持捏脊治好的。这是很典型的一例，我仅授了她简单的方法，这位妈妈就用自己的双手治愈了儿子难治的病，使治病这个复杂又有严格要求的事简单化了。这就说明，只要认真和有信心，每个母亲都可以成为孩子的"名医"。

按人体×形平衡原理，四边有病中间平。孩子得了这种病，只要捏脊，再配合指压双足三里、双三阴交就可以治好。尤其是捏脊作用很大，一定要长期坚持，有病治病，无病强身。中医上认为人体背部的正中为督脉，督脉的两侧均为足太阳膀胱经的循行路线。督脉和膀胱经是人体抵御外邪的第一道防线。通过捏脊疗法，可以疏通经络，达到调整脏腑的目的。

# 10. 父母辛苦一时，孩子受用一世——孩子脾胃虚弱怎么办

中医上讲"脾胃为后天之本，气血生化之源"。之所以把脾胃称为后天之本，其根源在于脾胃具有运化功能。机体生命活动的持续和气血津液化生，都有赖于脾胃运化的水谷精微，气血凭其化生，人体凭其营养，人在出生以后，全赖于脾胃的功能健全才能不断地化生和输布营养物质，以保证生长发育的需要，脾胃为气血生化之源，故称脾胃为后天之本。

小儿脾胃虚弱有先天的原因，也有后天的原因。从先天上来讲，小

孩的脾胃都很稚嫩，所以比较虚弱。但是，很多孩子的脾胃是后天喂养不当导致的。比如说，孩子三个多月的时候，食量增加，家长生怕孩子吃不饱，长时间过量喂养，结果造成孩子脾胃虚弱。这时候，很多孩子就会出现腹泻、湿疹、鹅口疮等等。另外，等到孩子该添加辅食的时候，或者孩子有自主选择食物能力的时候，孩子会暴饮暴食，这时候也会出现脾胃虚弱。这一节我们主要讲后天喂养不当造成的虚弱如何缓解。

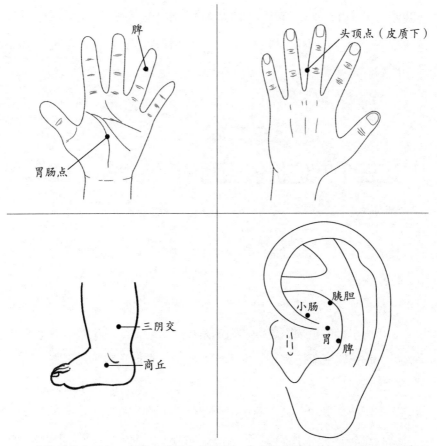

　　手背上的头顶点、手掌上的脾和胃肠点，每个穴位揉300次。如果能配上脚上的三阴交穴和商丘穴，效果会更好。一岁以上的孩子可压耳穴，取耳部穴位小肠、胃、胰胆、脾，各压七八分钟就可以了。

婴幼儿脾胃虚弱，主要是会对身体的发育产生影响，这恐怕是家长最担心的。要想让孩子脾强胃壮，当父母的就要坚持给孩子进行推拿，激发孩子体内的内药库。取手穴的时候，可以取手背上的头顶点、手掌上的脾和胃肠点，每个穴位每天揉上300次。如果能配上脚上的三阴交穴和商丘穴，效果会更好。孩子稍大一点的话，可以用火柴棒给孩子压耳穴，取耳部穴位小肠、胃、胰胆、脾，各压七八分钟就可以了。

这时候当父母的辛苦一两个月，孩子将来就会少很多脾胃上的毛病，甚至是感冒、肺炎等的发病概率也会降低很多。原因很简单，就像我刚开始说的一样，脾胃是后天之本。脾胃不好，机体的免疫力就会比较差，带来的不仅是拉肚子、腹痛等脾胃上的毛病，还有很多其他的疾病。

# 11. 这三个穴位价值百万——孩子食后吐水怎么办

我家所在的小区里住着一位秦女士，三个月前刚生完孩子，前天晚上，她和她的爱人突然抱着孩子来到了我家。她告诉我，这一段给孩子喂水，总是刚灌下去就全吐出来了。有时候吐的确实是水，而有的时候吐的却是清水样的流质。连续一月都是如此，也去了几家医院看了好几个大夫，吃药输液都不管用。本不想打扰我，求助于我确属无奈。

我告诉她别太客气，我本来就一直坚持义务行医，不给人看病我活着又有什么意义呢。以后孩子再出现什么毛病只管找我。

看到这种情形，我想到了一个故事。故事讲的是一个工厂的机器坏了，造成整个工厂全部停工。厂长很着急，愿意拿出100万元，找专业的工程师来修理。第二天，来了一位工程师。工程师围着机器转了一圈，然后拿起粉笔在某个零件上画了个小圆圈，说："把这个小零件换一下，机器就好了。"厂长将信将疑，按照那位工程师的指示把零件换上之后，机器果然运转正常了。当工程师向厂长索要100万的修理费用时，厂长说："您就在机器上画个圈，就要100万？"工程师告诉厂长："画圈谁都会，但是把问题找出来就没人会了。"

其实，小儿食后吐水亦是如此。我告诉大家，那价值100万的穴位就是中指上的中魁穴、手掌大鱼际边上的胃肠点，还有腿上的三阴交穴。把这三个穴位每天各揉七八分钟，孩子不出一周，就不会吐水了。

大家看其中的中魁穴，这个穴位非常实用，是治疗晕机、晕车的特效穴，只需按压这一个点就能止呕了。在恶心想呕吐的时候，双手握拳，用中指中节去顶其他物体，或者干脆让这两个关节互相顶着，不到10分钟，你就会感觉胃里不那么难受，想呕吐的感觉也消失了。

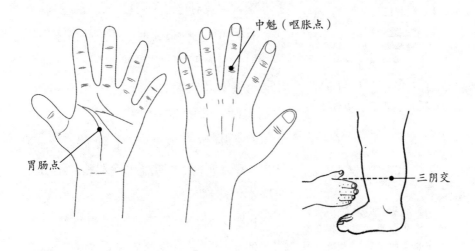

取中指上的中魁穴，手掌大鱼际边上的胃肠点，还有腿上的三阴交穴，每天各揉七八分钟，不出一周，孩子就不会吐水了。

第四章 孩子不爱吃饭，调理脾胃是重点——脾胃系统保健按摩法

说这三个穴位值百万一点也不夸张，我相信每个孩子生病时，父母都愿意倾尽家财为孩子治病。但是，我们人体的大药房是免费的，只要你来取，它就会无私地给你，也根本不需要什么百万就能治好小儿食后吐水，家长们一定要学会利用啊。

# 12. 现学现用也能治病——孩子小腹急痛怎么办

对小儿来说，腹痛多半是消化不良等胃肠道小毛病所引起的，大可不必往医院跑，特别是孩子晚上乱吃了东西，睡到半夜突然小腹急痛，不能及时去医院，这个时候你可以为孩子进行自救。

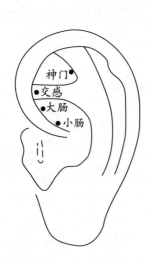

暴饮暴食引发的小腹疼痛，请立即用火柴棒按压孩子耳朵上的小肠、大肠、神门、交感这四个点，每个点七到八分钟。如果疼痛还是没有缓解的话，最好及时送医院。

有一次深夜，我睡得正熟，被一阵急促的电话声惊醒。"肯定又是谁要问病了。"我心想，但我对这已经习惯了，我家门口经常备着手电筒、伞等工具，不管下雨还是黑夜，只要有人需要我，我就会不顾一切地去出诊。拿起电话后，一个焦急的声音说："周老师，我的孩子7岁了，肚子疼得厉害，怎么办呀？"我就问他，晚上孩子吃的什么。那人回答："吃了几个鸡翅，还吃了一块冰激凌。"

我听完后，问他手上有没有人体经络图。他说，家里有我写的《火柴棒医生手记》这本书。我听后就告诉他，请立即用火柴棒按压耳朵上的小肠、大肠、神门、交感这四个点，每个点七到八分钟。然后叮嘱他，按压后如果疼痛还是没有缓解的话，最好及时送医院。

40多分钟之后，电话又响了。电话那头说："周老师，谢谢您，孩子肚子已经不疼了。"

电话放下后，虽然我不知道打电话的是谁，家住哪里，但是我的心情却很舒畅。而那个孩子是由于晚上暴饮暴食，加上吃了冷饮，所以很有可能是肠痉挛引起的小腹急痛。当然，虽然小儿腹痛的原因很多，但是绕脐痛却与小肠有很大关系。请家长牢记！

# 13. 为什么孩子吃得多，还容易饿

很多当父母的都希望自己的孩子胖一些。但是有些孩子怎么吃就是不会长胖，非常奇怪。

王女士就向我咨询过这个问题，她说，自己的孩子六岁了，吃得很多，可还是瘦得跟猴儿一样。也曾看过几个医生，医生说没什么大问题，过一段就好了。但是这么长时间了，情况并没有好转，没办法了，所以特意来咨询。

我问她孩子大便是否溏泻，她说是的，孩子经常拉稀。

像这种情况，中医上叫"消谷善饥"。民间有句俗话叫"吃肉都不长膘"。"消谷"，指消化食物；"善饥"，即容易饥饿，是形容食欲过于旺盛，食后不久，即感饥饿。往往身体反见消瘦，这是胃火炽盛，胃阴损耗所致。消谷善饥的意思是吃得很多，但消化得很快，容易饿，却又不容易长肉；尽管现在胖哥胖弟愈来愈多，孩子吃不胖看似一项优点，但家长却不这样认为，父母常感到担心，认为自己的孩子发育可能出问题。

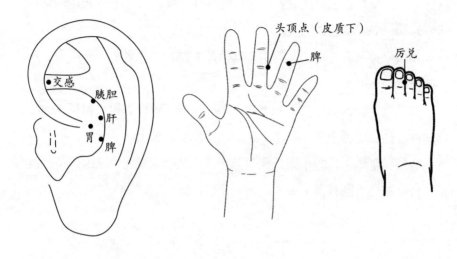

　　取耳朵上的交感、胃、脾、肝、胰胆这五个点用火柴棒进行按压，每个点六七分钟就可以了。也可以选手上的脾和头顶点、脚上的厉兑穴，每个穴位每次揉3分钟，每天一次。

　　《灵枢·脉气》："气盛则身以前皆热，其有余于胃，则消谷善饥，溺色黄。"《医学入门》说："能食不能化者，为脾寒胃热。"

　　消谷善饥，可以选耳朵上的交感、胃、脾、肝、胰胆这五个点用火柴棒进行按压，每个点六七分钟就可以了。也可以选手上的脾和头顶点、脚上的厉兑穴，每个穴位每天揉3分钟。

　　两种不同的方法，但根本目的都是为了调理脾胃的平衡，殊途同归罢了。

　　我把这个方法介绍给王女士，过了大概有一年的时间王女士领着一个很壮实的小孩过来，她笑着告诉我这个就是她当年怎么吃也长不胖的孩子，如今长得相当壮实，这个学期还被选上了学校的足球队了。

# 14. 不让孩子的肠道乱"说话"——孩子肠鸣怎么办

有时候吃一些食物，肚子里会咕噜噜地"说话"，比如土豆、红薯之类的，其实肠道里发出声音是因为这些食物容易产气，胃肠在消化它们时产生了大量的气体，从而造成肠鸣。

虽然有些食物与肠鸣有着密切的关系，但最主要的还是肠胃功能失调，导致的消化不良所致。

有个患儿，近一周经常有肠鸣音，尤其是吃过奶后，肠鸣更加明显，每当响的时候他自己还喊着肚子里不舒服。于是父母便求教于我。经过详细询问后，又得知患儿大小便正常，但臭屁较频。

一般情况下，无论是成人还是小儿，都会有肠鸣音。但正常情况下是听不到的，除非他人趴在其腹部，才会听到低弱而和缓的"咕噜"之声。肠鸣是由于肠道蠕动产生的声音。如果是成人肠鸣，要考虑肠炎等问题。但是对于小孩来讲，原因则要简单得多，主要就是消化不良引起肠胃菌群失调，有害菌大量繁殖产生多余气体。肠道蠕动不足不能很好地排出体外，从而引起腹胀、肠鸣等不舒服症状。从中医上讲，肠鸣多与食积有关，食积导致肠道产气过多，且不能顺畅循环所致。

小儿肠鸣可取手穴上的脾、小肠、胃肠点进行按揉，每穴300次即可。选这三个穴位的目的很简单，就是疏通从胃到小肠这条消化吸收之路。这条路通了，水谷得以正常吸收，肠鸣自然消失。

我在这个小孩左手掌上的脾、小肠、胃肠点三处按揉一次，当天肠鸣即消失。我叮嘱孩子的父亲，照我的方法再坚持给孩子按上一

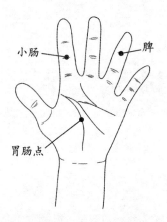

小肠　　脾

胃肠点

孩子肠鸣时，取手穴上的脾、小肠、胃肠点进行按揉，每穴300次，肠鸣当天即可消失。

周，对巩固胃肠功能效果很好。小孩的父亲备感小儿推拿之神奇，欣然听之。

预防肠鸣要从饮食入手，忌烟酒，辛辣，生冷，油腻，刺激的食物，少吃易产气的食物，如果感觉小儿消化不好时，就改给孩子喝小米粥。虽然肠鸣的危害性不大，但各位家长朋友千万不能对它听之任之，时间一长孩子的消化功能就会出问题。

## 15. 宝宝便秘，父母有责——孩子便秘怎么办

在一次义诊的过程中，遇见一位中年女性抱着孩子前来咨询。她见我第一眼就说："周老师，这整个秋天我们家孩子都不安生，把全家人给折腾坏了。"我问其原因，她答道，刚入秋的时候，孩子出现了便秘，三天左右才大便一次，而且非常干。由于平时小儿的身体很壮实，长得虎头虎脑的，自己跟爱人当时也不是太在意。接下来，孩子就开始上火，嘴里有口臭。再后来，孩子就出现肺炎了。

我听后说，这一切都是小儿便秘在惹祸。中医认为，"肺与大肠相表里"。如果小儿大肠功能失调，便秘时间过久的话，就会"积滞蕴热"，大肠中的热毒就会影响到肺脏，伤及肺阴。这时候，就容易出现

上火、口臭等毛病。如果便秘还没有治好的话，肺脏功能会进一步受到影响。这时候天气稍一变化，肺炎就来了。"邪之所凑，其气必虚"，就是这个道理。

所以，小儿便秘一定要引起家长的注意，尽早想办法医治。

对付小儿便秘，方法也很简单，用火柴棒在耳穴便秘点、大肠、直肠下段、皮质下进行按压，每穴七八分钟。

耳朵上的这四个点中，便秘点是为了消除便秘的症状。而按压耳穴大肠和直肠下段则是为了增加大肠和直肠下段的蠕动，帮助缓解便秘。刺激皮质下的目的主要是向大脑发出指令，该让患儿排便了。这四个点，简单精练，效果非常好。如果患儿太小，不能配合耳穴的话，还可以取小儿手上的支沟、大肠、小肠、脾这四个穴位，也可以起到同样的效果。

最后再说一点吧，现在小儿便秘，多跟吃得太好有关。很多小孩不爱吃蔬菜，喜欢高脂肪、高胆固醇的食品，一些缺乏健康知识的家长又

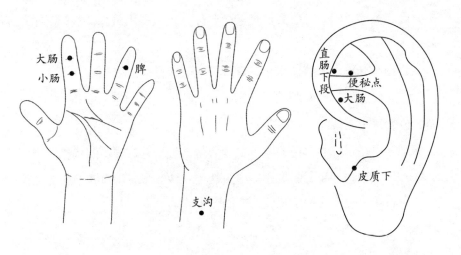

一岁以上的孩子，用火柴棒在耳朵上的便秘点、大肠、直肠下段、皮质下进行按压，每点七八分钟。一岁以下的孩子，可以取孩子左手上的支沟、大肠、小肠、脾这四个穴位点进行按压，也可以起到同样的效果。

不知道引导，这样造成肠胃蠕动缓慢，消化不良，食物残渣在肠道中停滞时间过久，从而引起便秘。因此，家长要注意给孩子改变饮食结构，不要给孩子吃过多高蛋白的食物，如鸡蛋、牛肉、虾、蟹等，应尽可能多吃青菜和水果。母乳喂养的婴儿出现便秘时，可另加润肠食物，如加糖的菜汁、橘子汁、蜜糖水、甜炼奶等。

# 16. 孩子腹胀气怎么办

有个小孩，四岁半，肚子圆鼓鼓的，就好像刚饱餐了一顿一样。他的母亲告诉我，也不知道是什么原因，孩子最近吃得特别少，饭量比平时都少了一半。

我一看便知，这是腹胀气。小儿出现腹胀气主要是因为消化不良，肠蠕动功能减弱或消失，胃肠道内存在过量的气体，却排不出体外造成的。腹胀气的时候，肚子就像是一个气球，进气多出气少，时间长了就越来越鼓了。

我用小儿推拿术给这个孩子调理了三天，他的腹胀气就没了。

小儿腹胀气，有两种方法。第一种是按揉腿上的足三里和三阴交两个穴位，每个穴位30～50下。

足三里是足阳明胃经的一个主要穴位，位于外膝眼下四横指、胫骨边缘，是一个强壮身心的大穴。中医认为，按摩足三里有调节机体免疫力、增强抗病能力、调理脾胃、补中益气、通经活络、疏风化湿、扶正祛邪的作用。中医典籍《马丹阳十二穴歌》中曾说，足三里能"通心腹胀，善治胃中寒，肠鸣并泄泻"。

三阴交穴是足太阴脾经、足少阴肾经、足厥阴肝经的交汇之处，应

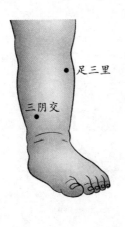

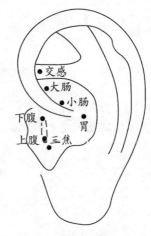

　　孩子腹胀气，可以按揉他腿上的足三里和三阴交两个穴位，每个穴位30～50下。一岁以上的孩子也可以压耳穴，取胃、小肠、三焦、大肠、交感、上腹、下腹，每天用火柴棒各按压三到四分钟。

用非常广泛，不仅可以调理脾胃，还可以协调全身脏器的功能。中医认为，水谷、精、津、血都属阴。腹胀气，是一种阳盛之征，揉足三里主要是补阴。阴阳平衡了，腹胀气自然就消失了。

　　另外一个就是压耳穴，取耳部的胃、小肠、三焦、大肠、交感、上腹、下腹七个点，每天用火柴棒各按压三到四分钟。

　　幼儿出现腹胀的话，家长们还要看自己选用的奶粉是否合适，选易消化的奶，而不要选用新鲜的全脂奶。鲜奶口味香浓，含有较多的大分子酪蛋白，婴儿服用后与胃酸作用容易形成大凝块，不易消化，因此喂的时候也不要太多。

　　另外，孩子抱着奶瓶吃奶的时候，有些家长觉得孩子非常可爱就忍不住地去逗他，跟他说话。这是非常不合适的，第一是因为容易呛着，第二是容易吸入大量空气引起腹胀气。中国有句古话，"食不言，寝不语"，同样适用于小儿。

第四章　孩子不爱吃饭，调理脾胃是重点——脾胃系统保健按摩法

# 孩子咳嗽老不好，清理肺热是关键

## ——小儿呼吸系统保健按摩法

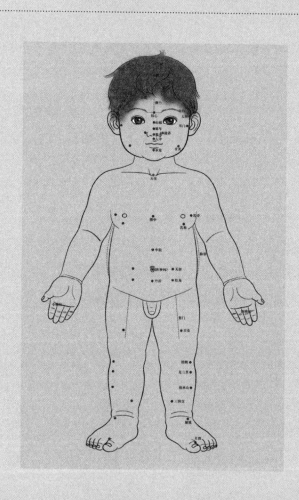

# 1. 孩子得了中毒性肺炎怎么办

学医的收获是无价的，我这个"半吊子"医生，就曾用小儿推拿术，用自己的双手，从死神的魔掌之中救出了我的大女儿。

我不迷信，却相信心灵感应。那时候在农场，我每个周六下午都要走10里路，回到九龙岗家中与妻子度周末。那一天刚刚星期五，我在农场却不知怎么的，总是感到心烦意乱，坐立不安，潜意识中似乎感到有什么灾难会降临我家。

于是，我提前一天回家，见到妻子便问："女儿还好吗？"因大女儿出麻疹，故有此问。妻子说："已经睡了。"

我进入房中，一看摇篮中的大女儿，只见她张着小嘴，呼吸急促，原来是发高烧休克了，我当即抱起她，与爱人和邻居等人拼命向矿工医院跑去挂急诊。

经医生诊断，乃是中毒性肺炎。我们立即办理住院手续，医生给我们发出了病危通知单，说若再迟送一个小时，小孩必死无疑。

我若不提前一天回家，大女必死无疑呀，冥冥之中似乎有神保佑，女儿才得以及时送医院。但此时她高烧41℃，就是降不下来，仍然面临死亡危险。

这是我第一次偷偷地插手为心爱的女儿治病。我抱着死马当活马医的态度，等医生护士不在跟前时，采取先清肺金300次，清脾土、肝木、心火各300次，补肾水400次，揉外劳宫200次，推三关300次，清天河水300次，退六腑300次，推脊300次（从上向下推）。

　　看起来一切不过是摸摸手指、推推手臂与脊梁而已，结果却出现了奇迹，女儿高烧由41℃降到38℃，3天之内，体温就恢复了正常，一周之内，办了出院手续。实质上我只给大女儿治疗了3次，而且完全是保密性的，不仅医院无人知晓，就连我妻子我也没敢和她说。医生护士都感到莫名其妙，一个入院病危，发高热的小病人，为何好得如此之快，出院如此之快。

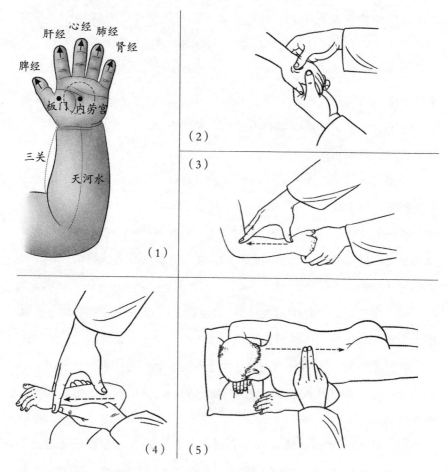

　　（1）清肺金、清脾土、清肝木、清心火各300次，补肾水400次，均为直推。
（2）揉外劳宫200次。（3）推三关300次，自下往上推。（4）退六腑300次。
（5）推脊300次。

先入院与女儿同病房的一个男婴，也是中毒性肺炎，进院时比我女儿情形好，并未休克，只是高热不退。此后，我的女儿病好出院，他却夭折了。倒是原本病情比她轻的病人，竟被死神掠走，实在出乎意料。

我的女儿是我用小儿推拿术使退热生效，才得以脱离险境。可他，一个可爱的两岁男孩就那么走了！我十分心痛，也感到惭愧，又有什么办法呢？他住在医院，我又不是医生，当然不敢用小儿推拿术为他清热。即使你想插手，又有谁会相信你呢。

这是我首次体会到小儿推拿术的妙用，体会到中医学之伟大与神奇。正是小儿推拿术，使小儿两手空空变为"金矿"，变为"亿万财富"，变为天地间取之不尽、用之不竭的"丰富药库"。世间最宝贵的是生命，正是我用小儿推拿术，调动了小女手上的"仙丹妙药"，挽救了她的生命。

此法适宜于5岁以下小儿，5岁以上效果要差一点，10岁以上则宜用成人治法。

关于中毒性肺炎，还有一个病例。那是我在仓南大队的时候，一天凌晨两点钟，有一个韩姓老汉敲开我的门，说他5岁的孙女得了急症。其实，他在午夜零时就在我门前徘徊，怕惊醒我，两个钟头后才唤醒我。到他家才知晓，此女高烧41℃，已经休克。按中医急救法，掐人中，拿手上精威两穴，双脚昆仑、太溪穴，背部的肺俞穴，均不能醒来。老韩急得又要叫人去请大队医生，我对他说："你太大意了，为何不在零时叫醒我，而误了两小时，你孙女是中毒性肺炎，生命垂危。不可再找大队医生，即使找来了，也救不了她，请马上叫几个棒小伙子，用担架抬上她，跑步去公社医院，只要时间抓紧，或许有救。"

此女急送医院之后，医生说："好险，再迟送一小时，此女就无可救药了。"此女经医院抢救，一周后才退热，两周后出院。其实，公社医院哪里知晓，此女在送医院之前，我非但抢救于她，又紧急用小儿推拿术为她退热，以保她的生命，否则，只怕送不到医院，她就死在半路上了。

但这些话，我不愿说，也无人知晓，当然老韩心里是明白的，他说："老周是我孙女的救命恩人，不是他正确诊断，急送医院，只怕再误下去，小命难保。"对于此事，我印象很深，学医的关键是要学会诊断病情，当送医院时，就得毫不犹豫，不可大包大揽，误人性命，要果断，也要尽力，要以最快速度为病人解除危难，提高安全系数。"准确判断病情，病就治好一半。"我觉得我非但做了一件大好事，也做了一件聪明事。

## 2. 孩子得了百日咳怎么办

百日咳属于急性呼吸道传染病，是由百日咳博尔代菌引起的，临床表现为阵发性痉挛性咳嗽、鸡鸣样吸气吼声，病程长达两三个月，差不多得100天，因此被称为百日咳。

小儿百日咳，其势如暴风骤雨，数日之内，各村庄均被席卷，家家自危，且十分顽固。说是"百日"，其实百日也未必就能好，但小儿推拿术则是它的克星，一推就灵，立即止咳。

有一次，我同李支书来到一队。工作完成之后，书记就回去了，但我却走不掉。只见眼前12个妇女把我团团围住，抱着12个宝宝，请我治百日咳。于是我便在村庄前大柳树下，摆了一张椅子和一只小凳子，妇女们就抱着宝宝坐在小板凳上，宝宝伸出左手，听从我摸其小小手指头，取穴为补脾土300次，清肝木、心火各200次，清肺金300次，补肾水300次，揉外劳宫200次，推上三关300次，分推肩胛骨100次，揉肺俞穴50次。

这是很艰苦而细致的劳动，我在3个小时之内，没有休息，完成了

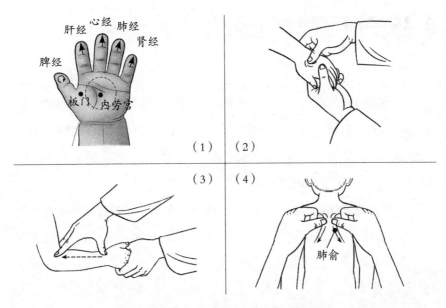

（1）补脾土300次，清肝木、心火各200次，清肺金300次，补肾水300次。（2）揉外劳宫200次。（3）推上三关300次。（4）分推肩胛骨100次，揉肺俞穴50次。本法对于5岁以下小儿效果最好。两岁以上小儿次数加倍，1岁以下次数减半，10岁以上则宜用成人治法。

这12个宝宝的治疗任务。据了解，有效率达95%。我虽出了一身汗，手臂既酸又痛，但内心则是十分高兴，小儿推拿术实在太神奇了，五个小小手指，或旋推或直推，就能产生巨大力量，驱逐病魔，儿童是祖国的未来，是人民的心肝宝贝，我总算是为他们尽了微薄之力。

百日咳前期症状就是咳嗽、喷嚏、低热等上呼吸道症状，这段时期家长要注意发现，属于疾病比较容易治疗的阶段。大概经过3~4天，像喷嚏、咳嗽的症状就消失了，主要留下一个咳嗽，且日见加剧逐渐发展至阵发性痉挛期，这段时间传染性强，治疗起来也比较困难。因此建议家长对小儿百日咳的症状要尽早发现，可以用我上述的推拿方法进行治疗。

本法亦适用于一般咳嗽与小儿慢性支气管炎，对于5岁以下小儿效果最好，两岁以上小儿次数加倍，1岁以下次数减半，10岁以上则宜用成人治法。

# 3. 孩子得了哮喘怎么办

　　小儿哮喘是儿童常见的慢性呼吸道疾病。其发作反复，难以根治，严重影响患儿的身心健康，同时也给患儿家长带来了沉重的经济负担和精神压力。所以现在很多家长都是"谈喘色变"。当孩子经常咳嗽、气喘时，家长就会担心自己的孩子得了哮喘。

　　其实，通过几点，家长可以自己判断一下孩子是否得了哮喘。比如说，孩子有没有出现反复发作性的喘息、气促、胸闷、咳嗽等症状，是不是在夜间和清晨病情加剧，发作前有没有出现如流涕、喷嚏、鼻塞、鼻痒、咽部不适、眼痒、流泪等先兆症状。

　　出现以上特征就可以判定为哮喘了，儿童哮喘与过敏性体质有关。

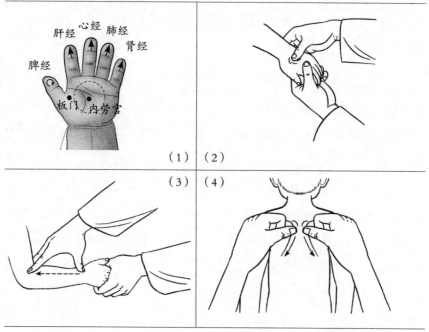

（1）取小儿左手，补脾土200次，清心火、肝木各100次，清肺金300次，补肾水200次。（2）揉外劳宫100次。（3）推上三关200次。（4）分推肩胛骨50次（此是主穴）。连续按摩一周之后，两岁以上孩子次数加倍，10岁以上则宜用成人治法。

哮喘非常顽固，但却不是没有办法治愈的，我就曾用推拿的方法治愈过很多小儿。

我爱人的表妹喜得孙子，落地即整日哮喘不止，致使她愁眉深锁，求助于我，此时此子已6个月，我说可用小儿推拿术试治，此时容易根治，长大成人则难治了。

我每天到她家为孩子推拿一次，取小儿左手，补脾土200次，清心火、肝木各100次，清肺金300次，补肾水200次，揉外劳宫100次，推上三关200次，分推肩胛骨50次（此是主穴）。一周之后，小儿不再哮喘，我仍坚持按摩13天，共计20天，彻底治好小儿哮喘。小儿长大后，呼吸系统是健康的，体质也较好。

我从治小儿哮喘中得到经验，无论治何种慢性病，都是年龄越小，病程越短，治疗的作用就越大，切勿拖延，这应是至理名言。

治小儿哮喘，分推肩胛骨是关键，摸手穴是配合，我所用的是一岁以下儿童的剂量，两岁以上儿童，分推肩胛骨可增到100次，清肺金、补脾土、补肾水可增到300次以上，清心火、肝木可增到200次，效果是很好的。

# 4. 孩子得了慢性气管炎怎么办

慢性气管炎是以咳嗽、咳痰为主要症状的疾病，非常顽固，比较难治愈，能够延续两年或者更长。慢性支气管炎患者以中老年人居多，暮秋冬季是该病的多发季节，但是这些年来我见到的患慢性气管炎的孩子越来越多，真是让人揪心。

合肥某女士10岁左右的男孩，咳嗽两月有余，久治无效，焦急如

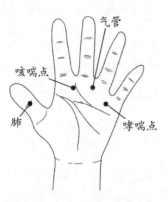

焚，多次打电话向我求援，我向她推荐压两手肺线（肺四穴），即肺、咳喘点、气管、哮喘点。后又来电话再告诉我，白天已经基本不咳了，但晚上有时咳得厉害，甚至咳出血丝来。其子其实已成慢性气管炎。

现在，很多6～15岁的孩子都饱受慢性支气管炎与哮喘的折磨。但是6岁以上的小儿单纯用手穴治疗效果会差一些，这时候，用人体×形平衡法，效果则会比较好。

我便教会其用四肢大×形简易疗法，我说可以在臂内侧，肩以下，平胸乳线之上觅取"高升点"一个，腿亦在与臂的相

压小儿两手肺线（肺四穴），即手上的肺、咳喘点、气管、哮喘点。每天1～2次，每次压或揉穴3～5分钟。一般运用于5岁以上的小儿，以下也可用，时间减半。

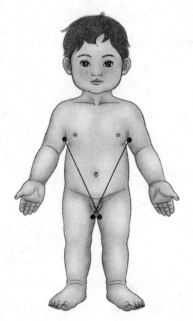
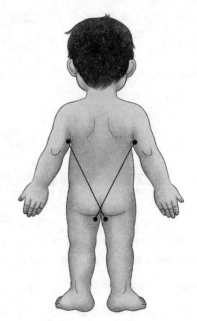

用×形简易疗法，在臂内侧，肩以下，两乳头连线之上觅取"高升点"一个，腿亦在与臂的相应部位取"高升点"，共计四个"高升点"指压，时间与遍数不限，痛感越强效果越好。

应部位取"高升点"，共计四个"高升点"指压，时间与遍数不限，痛感越强效果越好。5天之后，她来电话说咳嗽已经全好了，我嘱咐她继续保健按摩，以巩固疗效。

这件事又给我触动很大，治疗病最怕繁琐，否则不易掌握，也不易坚持，疗效也差，所以取穴应简单而容易，这是自己的努力方向。

另外我要再补充 点，慢性气管炎除应尽早治疗外，加上饮食疗法可以起到辅助的作用。因为中医认为慢性气管炎主要跟肺有关，所以咱们可以多吃点宣肺化痰的食物。像萝卜就可以顺气化痰，多吃一些萝卜，或者将白萝卜洗净熬点萝卜汁喝，可以治疗咳嗽咳痰，再配上姜汁效果更好。

还有就是雪梨，这个大家一定不陌生，很多小孩咳嗽的时候，都被喂过雪梨汁，是因为雪梨具有生津润燥、清热化痰之功效。《本草纲目》记载，梨者，利也，其性下行流利。它药用能润肺、凉心、消痰、解毒。因此，对急慢性气管炎和上呼吸道感染的患者出现的咽喉干、痒、痛，音哑，痰稠，便秘，尿黄均有良效。

# 5. 从没失败过的退热良方——孩子高烧怎么办

小孩发烧的时候，不要急着给孩子退烧，因为发热对身体是有一定益处的，发烧加快体内化学反应速度来提高免疫反应水平。不过如果孩子高烧的话就必须注意了，要采取措施降温才行。

小儿正常体温常以肛温36.5～37.5℃，腋温36～37℃为准，如果超过了39℃就属于高烧了，必须立马治疗，不然对大脑有损伤，严重还会危及生命。

一位护士长的孩子无名高热，按理说我不应插手医院之事，但这位护士长是我亲戚，时值炎夏，孩子高热40℃以上，持续一周不退，尽管医院采取各种退热措施，可是热度始终不降，我就登门为其降热。

发烧本身不是一种疾病，而是一种症状，许多疾病都可以引起发热。如果单纯的降热有很多物理方法，但这种降热治标不治本。现在有一些医生遇见发热就开消炎药、抗生素之类的药，这是对孩子不负责任的表现，滥用消炎药物可能对小儿肝肾功能造成损害，增加病原菌对药物的耐药性，不利于身体康复。我在治疗小孩发烧时用的就是中医瑰宝——推拿，且一用就是几十年，从来没有失败过。

取双侧耳穴肺、皮质下、神门、肾上腺、内分泌、枕，配体穴双合谷、双曲池、双外关、双承山、双冲阳，一次按摩，便使热度降为37.8℃，三次按摩，热度退清体温恢复正常。病虽治愈，但我不知病源在何处，只能称之为无名高热。

对于退热，我是颇有体会的，西医称人的体温是由大脑皮层即皮质下控制的，中医则认为热生于肺，我看两者均有理，故在处理退热中，皮质下与肺是主穴。

以前，我降热取耳穴配体穴，作用很好，后来加配手穴，取肺、头顶点、心、肾、肝、脾、大肠、小肠、前头点、偏头点、后头点相配，发现作用更好，无需三次，只用一次就可退清。这是非常宝贵的经验。

发热与体内炎症有关，因此要重视消炎，可以配相应穴位，如胃炎配胃等，只有炎症消除，才能退热，也只有热退下去了，才能消除炎症，两者关系是十分密切的。

在饮食上要多喝开水，吃些易消化的食物，像稀饭、汤水、面条之类的，不要孩子一生病就鸡鸭鱼肉地伺候着，这样不是爱孩子，而是害孩子。

我的这套退热办法屡试不爽，从来没有失败过，这是值得欣慰的，也是值得推广的经验。

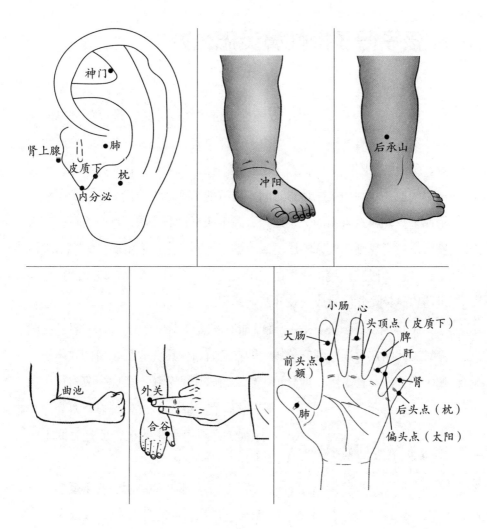

　　取双侧耳穴肺、皮质下、神门、肾上腺、内分泌、枕，配体穴双合谷、双曲池、双外关、双承山、双冲阳。每穴压三分钟。加配手穴效果更好，取肺、头顶点、心、肾、肝、脾、大肠、小肠、前头点、偏头点、后头点。每穴压或揉三分钟。只用一次就可退烧。

# 6.孩子得了慢性鼻炎怎么办

慢性鼻炎包括肥大性、萎缩性、过敏性等鼻炎，是一种常见的顽固性疾病，很难彻底治愈。严重的鼻炎患者因大脑长期缺氧，便产生头晕、头痛甚至呕吐等症状，令患者苦不堪言。七十年代，我在定远县曾在田间地头，利用农民休息时间，义务地用耳针为他们治疗鼻炎，中医治疗鼻炎，通常采用消炎、通窍、温中扶正祛邪诸法，疗效良好。调入安庆市后，我则用火柴棒压耳穴，继续尽义务为人们治鼻炎，相对地说比扎耳针要慢些，我将疗程由二十天改为一个月，有两个以上的疗程亦可治愈鼻炎。此法对成人及儿童均适用。

（1）取双侧耳穴内鼻、额（此两穴是治疗鼻炎主穴，一般穴压两分钟，此两穴可压四到五分钟，即在全耳耳穴压完之后，将两穴再压一遍）、神门、肾上腺、内分泌、枕。每穴压两分钟。压完一耳，再压另一只耳朵。每天压一次，一个月为一个疗程（亦可每天压两次，但是时间上应错开，即早晚各一次）。

（2）鉴于此病顽固，易于反复，可配×形疗法，配合压耳穴。取双合谷、双太冲，手穴双鼻、双前头点与脚穴相应的双鼻、双前头点。注意：双鼻、双前头点与脚穴相应双鼻、双前头点，需要用火柴棒压，压住，无需摇动，有较强痛胀感即成。可压四到五分钟，双合谷与双太冲穴，可以用指压，每穴顺时针与逆时针方向各揉300次，要有较强

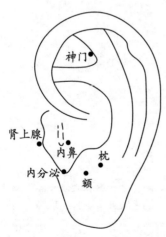

内鼻、额两穴是治疗鼻炎主穴，可在全耳耳穴压完之后，将两穴再压一遍。压完一耳，再压另一只耳朵。每天压一次，一个月为一个疗程。

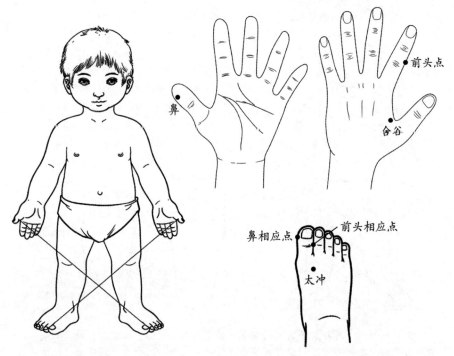

双鼻相应点　前头相应点

鼻相应点　前头相应点

太冲

鼻

前头点

合谷

双鼻、双前头点与脚穴相应双鼻、双前头点，需要用火柴棒压4～5分钟，双合谷与双太冲穴可用指压，每穴顺时针与逆时针方向各揉300次，要有较强酸、痛、胀感。

酸、痛、胀感。

由于此病易反复，因此在治愈之后，最少要再按一个疗程。在治疗期间，还要特别注意预防感冒，因为感冒会影响到治疗效果与进度。

# 7.孩子失音怎么办

现在的小孩子特别活泼，尤其是三到七岁的孩子，特别喜欢大喊大叫。很多孩子经常因为过度用嗓，结果导致了失音，光瞧见嘴动却说不

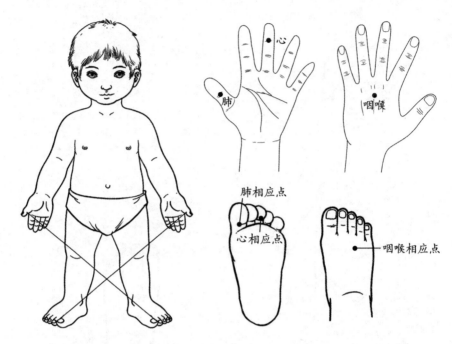

失音的时候，可按压手脚上的咽喉、肺、心三个穴位，每穴三分钟。咽喉穴在中指与无名指后的一寸处，肺穴在拇指横纹的中心上，心穴在中指远端横纹中点。脚穴可以参照手选取。

出话来。什么是失音？简单来说就是声音嘶哑，甚至完全不能发出声音。

我在所住的小区里，帮忙治过许多失音的孩子。给我印象最深的是个上初一的学生。他十分腼腆，按理只要注意用嗓是不会失音的，可是父母告诉我，他经常性地说不出话来，现在被折磨得都快学会腹语了。经过沟通发现，这个孩子是个学习非常用功的学生，他背书有个习惯就是要扯着嗓子背，每天早晨都见他坐在走廊里大声地背书，就这样总是把喉咙吼坏。我对他父母说，孩子用功好啊，失音咱不怕，就怕不努力读书，我这里有一套治疗失音的推拿技术，你回家坚持为他做就保准没事。

两年后，他父母见我的时候跟我说，孩子考上了我们市最好的高中，我听了也为他感到高兴。

中医上讲，肺脏是声音产生的门户。宋代《仁斋直指》就指出："肺为声音之门，肾为声音之根。"清代叶天士在《临证指南医案》中也提到"金（肺应金）实则无声，金破碎亦无声"。

对于经常喜爱大喊大叫的孩子，做父母的可以给孩子泡点胖大海、石斛、金银花等代茶饮。也可以经常熬梨水给孩子饮用，都可以起到很好的预防作用。当然，上面的×形平衡法，不仅有治病之效，预防失音效果亦佳。平时还要注意保护嗓子，控制说话的时间和讲话的方式，经常多喝温水保持嗓子湿润，不要抽烟喝酒，少吃辛辣油炸的食物。

# 8. 孩子感冒咳嗽怎么办

感冒咳嗽太普遍了，而且最爱找的对象就是老人和小孩，所以很多父母一冬都不敢让孩子出门。

一次义诊中，一中年妇女牵一小儿来找我求治。她说，孩子最近一直咳嗽，尤其是到了晚上，咳得更厉害了，一夜都能咳醒三四次。而且，每次只要一咳醒，就能咳上十几分钟。有时候真的感觉孩子咳得气都接不上来。

我安慰她道，小儿咳嗽是一种症状，是一种保护性反射动作，通过咳嗽可以把呼吸道中的"垃圾"清理出来，咳嗽同时往往伴有咳痰，痰就是"垃圾"。

我这些话虽然有道理，但也是安慰她才说的。如果咳得太厉害了，那就说明肺脏出问题了。如果长期咳嗽刺激，使咳嗽中枢持久处于高度兴奋状态，这时的咳嗽就不是具有保护作用的反射动作了，就

捏捏小手百病消

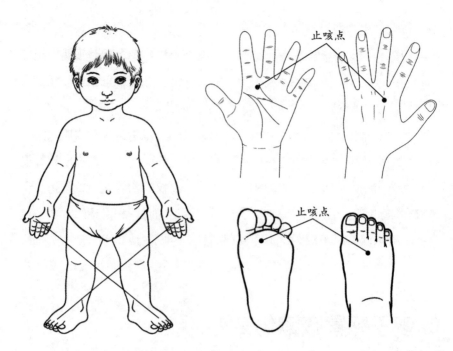

小儿手上的食指与中指之间不到五分处，有一个点叫止咳点，脚穴可参照手穴取，按揉这个点三分钟，可以起到很好的镇咳作用。

应该积极止咳了，即使是保护性的，如果咳嗽剧烈，影响睡眠和进食，也要治疗。

小儿咳嗽时，我给大家指"点"一下吧。在小儿手上的食指与中指之间不到五分处，有一个点叫止咳点，脚穴可参照手穴取，按揉这个点三分钟，可以起到很好的镇咳作用。

那位中年妇女在跟我讲话期间，孩子还咳个不停。我花了十几分钟时间，把小儿手脚上的这四个止咳点按揉了一遍，小儿的咳嗽就止住了。

我告知那位妇女，回去坚持给孩子推拿，必有良效。

除了我上面说的那个推拿方法，家长还可以在家为孩子做一些治疗咳嗽的食疗汤，中医认为感冒咳嗽多由风寒之邪侵袭，内郁肺气，肺卫失宣而引起。所以选用食物可以选一些宣肺散寒的食物，像萝卜、香菜、姜枣等。如果您实在没有时间，这些都可以省掉，但是千万要记着我说的那个"止咳点"。

# 9. 孩子得了支气管肺炎怎么办

支气管肺炎也叫小叶肺炎，是小儿肺炎里最常见的一种。虽然常见，但是家长绝不能掉以轻心，由于小儿的脏器比较娇嫩，病情变化会比较快。所以，如果小儿出现支气管肺炎的话，应及时进行治疗。秋冬季节是呼吸道疾病高发期，多在感冒的基础上发病。由于有时它与感冒的症状相似，容易混淆。因此，家长有必要掌握这两种小儿常见病的鉴别知识，以便及时发现小儿肺炎，及早医治。

小儿支气管肺炎与感冒，家人可以从以下症状进行区分。首先是体温。小儿肺炎大多发热，而且多在38℃以上，而小儿感冒引起的发热，多在38℃以下。另外，小儿肺炎大多有咳嗽或喘，且程度较重，常引起呼吸困难。感冒和支气管炎引起的咳嗽或喘一般较轻，不会引起呼吸困难。再者，小儿感冒时，一般精神状态较好，能玩。小儿患肺炎时，精神状态不佳，常烦躁、哭闹不安，或昏睡、抽风等。

作为家长，还要学会一项技能，那就是听诊。平常可以多听听孩子的胸部。由于小儿的胸壁薄，有时不用听诊器用耳朵听也能听到水泡音，所以家长可以在孩子安静或睡着时在孩子的脊柱两侧胸壁仔细倾听。肺炎患儿在吸气末期会听到"咕噜咕噜"的声音，称之为细小水泡音，这是肺部发炎的重要体征。小儿感冒一般不会有此种声音。

小儿肺炎可选手穴和耳穴两种方法进行治疗。

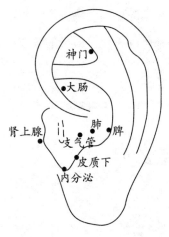

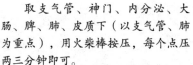

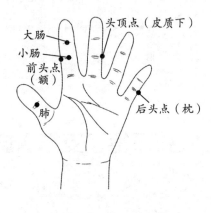

取支气管、神门、内分泌、大肠、脾、肺、皮质下（以支气管、肺为重点），用火柴棒按压，每个点压两三分钟即可。

取左手的肺、大肠、小肠、前头点、头顶点、后头点进行按揉，每穴六到七分钟。

（1）耳穴法：取支气管、神门、内分泌、大肠、脾、肺、皮质下、肾上腺，用火柴棒按压，每个点压两三分钟即可。

（2）取小儿左手的肺、大肠、小肠、前头点、头顶点、后头点进行按揉，每穴六到七分钟为宜。

以上两法任选其一，按揉后烧可渐退，呼吸渐平。坚持两三天，支气管肺炎自去。

最后提醒各位家长，小儿对疾病的抵抗力低下，对环境的适应能力也比较差，患肺炎之后较严重，因此必须认真做好预防。婴儿要尽量少与外界接触，避免交叉感染。家人患感冒或其他呼吸道感染性疾病时，要尽量和婴儿隔离。喂奶时要细心，避免呛奶、溢奶和呕吐，要防止奶、食物及呕吐物误吸入肺。要根据小儿的年龄、身体的发育情况，给予必需和足够的营养，及时合理地添加辅食，如蔬菜、豆制品、肉类、蛋类等。要多带孩子到户外活动，锻炼身体，练习对寒冷气候的适应能力，多晒阳光，保持室内空气新鲜。

# 10. 孩子声音嘶哑怎么办

《灵枢》中说："喉咙者，气之所以上下者也。"喉咙是我们人体的重要部位，我们要用它来吞咽食物、说话唱歌，还要与鼻子一块承担呼吸的重任。俗话说"病从口入"，如果外邪入侵的话，喉咙就是首当其冲之地。

曾经收到过一位读者的来信，如下：

> 周老师您好！我的孩子今年9岁了，每天上学回来我都感觉他说话的声音比较嘶哑，周末休息两天以后会好一些。但是一到上学期间又变成老样子了。怎么办呢？

我的回信是：

> 小儿声音嘶哑，治法很简单，正所谓"难者不会，会者不难"。

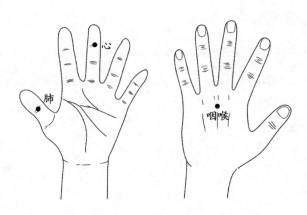

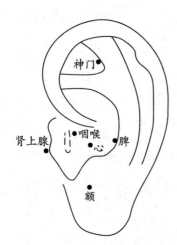

（1）在儿童左手上的心、肺、咽喉点进行按揉，每穴七到八分钟即可。

（2）在儿童的耳朵上取神门、咽喉、肾上腺、心、脾、额，用火柴棒进行按压，每点三分钟。也可用王不留籽贴耳穴，每天有空就让孩子捏一捏这些点即可。

两周后又收到信，上面说孩子的声音嘶哑已经痊愈。

我心甚慰！

其实，儿童的身体发育虽然尚不成熟，但是在心理上却在逐渐摆脱依从状态，自我表现欲强，自我控制能力弱，很容易用声过度伤及声带。也就是说，造成儿童声音嘶哑的一个主要原因就是长时间用嗓过度或高声喊叫。儿童的声带比较柔嫩，组织比较疏松，高声喊叫会导致声带充血、水肿。但儿童活泼好动、好胜心强，在学校一个个争先恐后的，拔高了嗓门唱歌，声嘶力竭地喊叫，唯恐老师和同学听不到自己的声音。声带如此过度振动，难免会有损伤。近年来新出现了一个医学病名，叫"喊叫性嘶哑"，指的就是儿童经常出现的声音嘶哑。

其实喉咙也是非常娇弱，不耐辛辣、过度用嗓，做父母的，还是要多提醒孩子，避免大声喊叫，滥用超过本人能力范围的嗓音，常喝温水，或泡一些胖大海、金银花、菊花等花茶，做好这些预防工作比我的推拿术管用得多。

# 11. 孩子感冒汗不出怎么办

中医认为汗是津液的代谢产物，属五液之一。像风寒感冒时，我们就会给孩子喝一碗发汗的姜汤，然后盖上被子发发汗就好了，这就是很常见的发汗法，且用了上千年。

中医学认为"发汗法"不仅可以通经活络、提高精神和恢复体力，而且可以调节神经的功能，扩张周围小血管，改善微循环系统，促进人体五脏六腑的功能，使内邪随蒸发的汗液排出。

在古埃及时期，人们早上见面时，不是问"您好"，而是问"您出汗多吗"。因为他们认为出汗多是人体健康的标志。出汗首先可以保持体温的平衡。通过排汗的蒸发，可防止体温上升过高，使身体经常处在恒温状态。其次可以排泄废物，调整体液，有排毒的作用。最后还能使皮肤表面保持酸性，防止细菌侵袭，减少疾病。

炎炎夏日，身体出汗是再正常不过的了。但有的人，只发热却不出汗，这就需要家长来找找看是不是某些疾病在作怪。

感冒的时候，出出汗会加速寒邪的排出，有利于疾病的康复。但是，有些儿童感冒的时候就不出汗。

我就碰见这样一个孩子的家长，说自己的孩子感冒的时候一点汗也不出，而且容易发烧。我对此不置可否，因为每个孩子的体质是不相同的，不可一概而论。但我叮嘱那位家长，孩子再感冒的时候就送到我这里。

因为，对付感冒汗不出，我是有一套自己的治法的。

（1）取耳穴气管、肺、皮质下、肾上腺这四个点，用火柴棒按压，每穴五到六分钟。在这里，取气管和肺，主要是为了疏通呼吸系统。皮质下的作用主要是调节大脑神经，还兼有退热的功效。肾上腺在

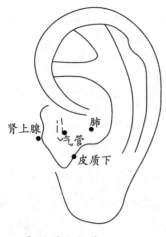

这里也非常重要。中医认为，肺主呼气，肾主纳气。一呼一纳，才算平衡。

（2）取鱼际、二间、合谷、列缺、至阴、大都，进行按揉，两手两脚上每穴各三分钟。

后来有一次，家长果然在孩子感冒的时候把孩子送来了，我望诊中发现，这个孩子还真不出汗。于是，我就用火柴棒在他的耳朵上按压，半小时左右，孩子就出汗了，第二天，感冒就好了。我坚持给这个孩子按了一周，后来

取两耳上气管、肺、皮质下、肾上腺这四个点，用火柴棒按压，每穴五到六分钟。

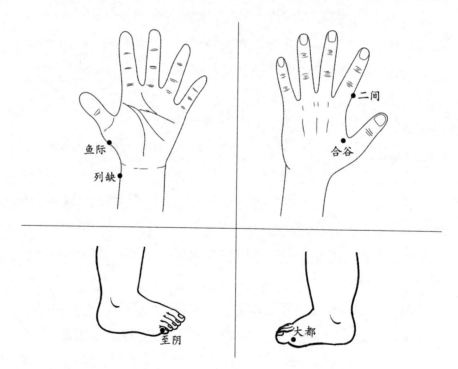

取两手两脚上的鱼际、二间、合谷、列缺、至阴、大都，进行按揉，每穴各三分钟。

家长回复，孩子感冒发烧次数明显减少。

出汗的最终目的还是为了达到身体的阴阳平衡，与我的人体×形平衡法的观念是一致的，所以治病才能显现奇效。

# 12. 孩子不明低热怎么办

最近，有一位家长带着孩子从江西来到安徽找我。那位家长跟我讲了自己孩子的"怪病"。他说，孩子今年10岁，近两年来体温一直在37.6℃左右，长期处于一种低烧状态。看了很多家医院，血常规、大小便、B超等检查做了很多，但是没有一个医生得出结论，低烧也一直没有治好。

正常人的体温，口腔温度一般为35.8～37.4℃。在正常状态下，体温不应高于37.5℃。如果经常高于37.3℃，这就是低热了。

其实，引起低烧的原因很多，除了免疫力低下、慢性炎症等等会引起低烧外，长期心理紧张、情绪不稳定等等也会造成体温的中枢神经系统紊乱，诱发低烧，此外，大病初愈体质虚弱的人常常会发生低热。

我在跟这位家长聊天的过程中，已事先让家长将体温计放入孩子的腋下。5分钟以后，拿出来一看，果然是37.6℃。

我当时拿了针灸针，在孩子耳朵上的内分泌、肝、脾、神门、耳尖、屏尖、肾上腺这几个点放血。然后又详细地给孩子的父亲讲了这些点的位置。

约20分钟以后，再给孩子测体温，已经降到37.1℃，恢复正常了。

我告知孩子的父亲，等孩子耳朵上放血的部位好了以后，可以用火柴棒坚持给孩子按压，每个点3分钟，效果虽慢，但亦能起到退热

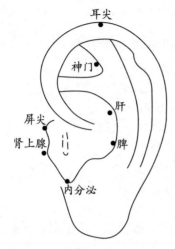

作用。

一个月后，那位不明低热孩子的父亲打电话来，说孩子体温已退。

其实大家有所不知，低热的产生与人体的抗病能力有很大关系。有些体质好的人，每一次在与疾病做斗争的时候都能获胜，所谓遇强则强。体质虚弱，身体患病，才为低热的产生提供了温床。

我有个朋友，老家是广西的，每天坚持用冷水洗澡，我认识他这么多年，从没见过他吃药，有病也是忍一忍就好了。因此，扶正才是根本，只有积极参加体育锻炼，注意饮食营养，增强体质，提高身体抗病能力，才能够有效地提高健康水平。

在孩子耳朵上的内分泌、肝、脾、神门、耳尖、屏尖、肾上腺这几个点放血，然后用火柴棒按压，每个点3分钟。

捏捏小手百病消

# 13. 孩子得了扁桃体炎怎么办

说小儿乳鹅，很多家长可能没有听说过。其实，这是中医上的病名。是指喉核一侧或两侧红肿疼痛，表面见有黄白色脓点的病症，相当于今之扁桃体炎。在《张氏医通》卷八中说："肿于喉两旁者为双鹅，肿于一边者，为单鹅。"

小儿出现扁桃体炎的时候，会表现为发热、打寒战、咽喉疼痛、吞咽疼痛。现在，小儿扁桃体炎非常常见，很多家长带孩子到医院呼吸科或耳鼻喉科的时候，医生拿着压舌板一看，扁桃体肿了、化脓了，吃点

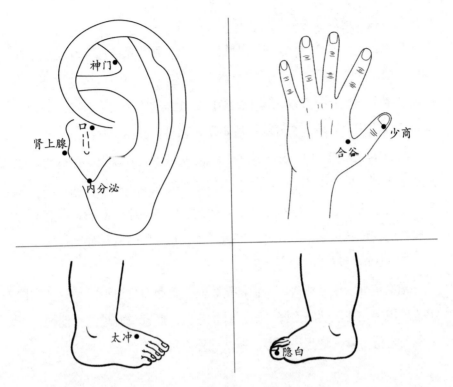

神门

肾上腺  口

内分泌

少商

合谷

太冲

隐白

孩子扁桃体发炎的时候，可以用火柴棒在耳朵上的神门、口、内分泌、肾上腺这四个点上各压三分钟。也可以取手上的少商、合谷和脚上的隐白、太冲这四个穴，各揉三分钟。

**抗生素消消炎吧！**

我倒觉得这点小病就用抗生素，大可不必。抗生素是双刃剑，孩子吃到身体里以后，抗生素把对身体有益的细菌和对身体有害的细菌一并杀死。孩子的病可能会治好了，但是身体却变得虚弱了，以后反而还有可能会再感受外邪，从而生病。

我就见过许多因过度使用抗生素，而导致人体免疫力下降的。这些人受一些寒，吃一些不卫生的东西就生病，好似对外界没有一点耐受力，如同玻璃人。

前几天我侄女的女儿扁桃体发炎了，她自作聪明地跑到药店买了些抗生素，我知道后非常生气，训斥了她一番。

其实，当孩子扁桃体发炎的时候，可以选择火柴棒压耳穴，只要在神门、口、内分泌、肾上腺这四个点上各压三分钟就可以了。另外，也可以在手上的少商、合谷和脚上的隐白、太冲这四个穴上各揉三分钟，同样可以治病。放着这么好的方法不用，真是让我扼腕悲叹。

2001年春天的时候，远房亲戚的孩子从乡下到我家里小住。也可能是从乡下到城里有些不适应吧，居然得了乳鹅之症，咽喉疼痛，疼得吃不下东西。没办法，就给孩子熬了点粥喝。吃过饭半小时后，我在他的手脚上的穴位各按了三分钟，第二天早上，孩子咽喉的疼痛已经轻了大半，第三天的时候已经完全消失了。

无论是耳穴还是体穴，看似神奇，其实都是有理可循的。只要掌握了这个规律，就能把病治好。我同时也希望以后家长碰见这种情况，不要急于吃抗生素，是药三分毒，先试试外治法吧。

# 14. 孩子得了急性扁桃体炎怎么办

急性扁桃体炎起病比较急，孩子会出现高热、恶寒，发烧的时候多以高烧为主，年龄稍小一点的孩子还会出现抽搐、呕吐、食欲不振、全身酸困等症状。

记得有一个病例，母亲带着小孩来找我看病，小孩才8个月大，尚不能说话。母亲告诉我这几天孩子不肯吃东西，一吃东西就哭闹，还出现了几次发烧。我观察这个小孩面颊赤红，口有臭味，舌苔厚腻。我往他下颌角处的淋巴结上轻轻一按，他便大哭，是急性扁桃体炎，我给他采取了放血疗法，很快孩子就不哭了。

大一点的孩子出现急性扁桃体炎的时候，很多家长会带着孩子去做扁桃体摘除术。我觉得实在是没这必要，大自然赐予我们的每一样器官都有用，现代医学觉得没用只是我们对人体的认知能力有限，它的用处还没有被发现。像这种又不是什么大病，只用一些常规的物理疗法就可以，犯不着对我们的身体动刀子。如果家人懂得如何放血的话，拿着三棱针在耳朵上的扁桃体、咽喉、耳尖三个点上放一放血，炎症很快就会消了。

如果用火柴棒按压这三个点，也可以起到同样的效果，只不过作用稍慢一些而已。

在这里，我要提醒家长注意的是，扁桃体也可以算是儿童身体健康状况的一个风向标。当身体处在比较健康、相对平衡的状态时，扁桃体的淋巴细胞和抗体能将病菌消灭或控制住。但是，当身体抵抗力下降，如在寒冷或潮湿环境、身体过度疲劳、营养不良、缺乏锻炼等情况下，扁桃体的防御能力便会减弱。

所以说，如果孩子出现扁桃体炎的时候，说明孩子的体质相对虚弱一些，这时候应该让孩子加强一下锻炼。另外，做好对患上急性扁桃体炎的孩子的护理工作也非常重要，中医认为扁桃体炎属"乳鹅"范畴，是因为肺胃热盛或阴虚火旺，因此要尽量少吃热性食物，如辛辣刺激、炙烤、肥腻食物，多吃一些清淡的食物。平常适当休息，多饮开水，避免寒冷干燥，房间里宜湿润通风。

如果家长懂得如何放血的话，可拿三棱针在孩子耳朵上的扁桃体、咽喉、耳尖这三个点上放一放血。用火柴棒按压这三个点，也可以起到同样的效果，只不过见效稍慢一些。

# 15. 孩子得了单纯性鼻炎怎么办

现在，患鼻炎的孩子越来越多了。小儿鼻炎的季节性比较明显，大多数发生在秋冬季节，因为这个时候气候寒冷空气干燥，小孩正处在生长发育期，免疫机制还不完善，抵抗力相对较低，极易患上鼻炎。我在接治鼻炎患儿的时候，发现了一个有趣的现象。很多家长不是因为孩子患有鼻炎来看病的，而是因为孩子患了鼻炎以后，学习成绩下降了才看病的。

有一次，一位母亲带着孩子来找我看鼻炎。那个孩子10岁了，他跟我说自己经常感觉头疼、鼻子不通气。其实，由于孩子比较小，描述得不准确。他说的"头疼"，其实是脑袋发紧、发闷、不清醒。得了鼻炎了，大脑缺氧，记忆力就会变差，学习怎么能好呢。

事实上，儿童鼻炎的危害可不止是头昏、记忆力减退等。对于年龄在14岁以下的少年儿童，因正处在高速的成长发育期，如果长期患有鼻炎，可以影响小儿面部和胸部的发育。另外由于鼻腔不畅通而影响呼吸，机体长期处于慢性缺氧状态，会使全身各系统发育都受到不同程度的影响，尤其是对神经系统大脑发育影响最为严重，可引起智力下降、记忆力下降、思维不集中、反应迟钝等。长期张口呼吸又会引起面部发育障碍，使得上颌骨变长、牙齿向外突、嘴唇变厚等所谓的"鼻病面容"。大量的鼻涕如向后抽吸，咽入腹腔刺激胃黏膜，这时候孩子的食欲就会下降，出现呕吐等消化道症状。

如果孩子是单纯性鼻炎的话，可以试试人体×形平衡法，取手上的前头点和合谷穴，以及脚上的前头相应点和太冲穴。前头点用火柴棒压即可，太冲、合谷穴用指压，每穴七到八分钟就可以了。前头点在手食指桡侧，当近侧指间关节赤白肉际处，是经外奇穴，可治疗头痛、牙

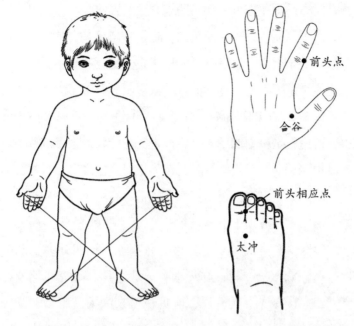

前头点

合谷

前头相应点

太冲

取手上的前头点、合谷穴，脚上的前头相应点和太冲穴。前头点用火柴棒压即可，太冲、合谷穴用指压，每穴七到八分钟就可以了。前头点是经外奇穴，可缓解头痛、牙痛、扭伤等各种疼痛。

痛、扭伤等各种疼痛。这样可以缓解鼻炎引起的头痛。

此法对于单纯性的鼻炎，一周即可鼻窍通畅，坚持按压，鼻炎可不再复发。平时加强体育锻炼，增强抵抗力，进行晨跑、游泳等运动提高人体对寒冷的耐受力。在秋冬季和感冒流行期间，外出记得戴口罩。避免过度疲劳、睡眠不足、受凉等。做好这些预防工作就可以将鼻炎拒之门外。

# 16. 孩子鼻塞怎么办

前几天给一个小孩看病，这个小孩鼻腔里很多鼻痂，母亲告诉我孩子睡觉的时候鼻子呼呼作响，呼吸困难要张着嘴巴呼吸。经过询问原来前几天他感冒了，流了好长时间鼻涕，吃了些感冒药，感冒好了，但鼻塞却留下了。我取耳朵上的内鼻、肺、额这三个点用火柴棒按压了3分钟，然后让他试试呼吸怎么样，他试了试说明显好多了。

鼻子不通气，睡觉睡不着，有鼻涕吸不进去，也擤不出来，这着实让人难受，这就是鼻塞的后果。鼻塞是一种症状，很多病都可以引起鼻塞，如鼻中隔偏曲、鼻炎等等。儿童如果经常出现鼻塞，当父母的一定要警惕。因为经常鼻塞会诱发记忆力减退、智力下降、周期性头痛头昏、视力下降、学习成绩下滑等。

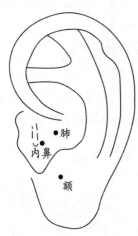

取耳朵上的内鼻、肺、额这三个点用火柴棒按压，每个点压3分钟。

中医认为鼻塞除了伤风外多属肺气之不利，肺经素有火邪之称，风喜热恶寒，就像人一样，碰见说得来的人就聊得非常火热，碰见不对头的就话不投机半句多。对付鼻塞，可取两种方法，一按鼻窍就通气了。

（1）取耳朵上的内鼻、肺、额这三个点用火柴棒按压，取内鼻点是为了疏通鼻窍以治标。中医讲，鼻为肺之窍，取肺点是为了补肺气以治本。取额点是因为很多患有鼻塞的儿童都会有头昏头痛等症状，这个点可以调治头部不适。

（2）手上的小拇指上有个前谷穴，脚趾上有个厉兑穴，每天早晚各按压七到八分钟，也可以起到通鼻窍的作用。前谷穴位于小指外侧，我们的小指头外侧与手掌之间有块突出的小骨头，这块骨头前方即是前谷穴。厉兑穴位于第二脚趾末节外侧，距趾甲角0.1寸处。

另外，新生儿更容易出现鼻子堵、流鼻涕的情况。这是由于新生儿鼻腔发育尚未成熟，鼻腔比较短小，鼻黏膜内血管丰富，接触忽冷忽热

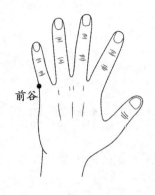
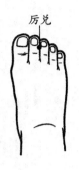

前谷

厉兑

小拇指上的前谷穴，脚趾上的厉兑穴，每天早晚各按压七到八分钟，也可起到通鼻窍的作用。

的空气或病原体侵犯后很容易就引起炎症，鼻黏膜充血肿胀，鼻涕常排不出来，鼻涕干后形成鼻痂，堵住鼻孔，造成孩子呼吸困难。

此时孩子常常会哭闹、烦躁不安、严重时张口呼吸，并影响吃奶。家长擤鼻涕把孩子的鼻子弄得又红又肿，实在是让人看了心疼，这个时候为何不用我推荐的方法呢。

如果有医生让你的孩子用滴鼻素之类的药物，你要斩钉截铁地回绝他。这不但不能治愈鼻塞，还会增加孩子的痛苦，因为许多滴鼻剂内含有麻黄素，有血管收缩的作用，不适用于新生儿。如果鼻孔内有鼻痂，可以用棉签蘸少许清水轻轻除去鼻腔内的鼻痂，动作要轻，注意不要损伤宝宝的鼻黏膜，以免引起鼻出血。

鼻塞是很多疾病的发病前兆，家长应引起注意，不要因为这是个小毛病而置之不理，最后酿成大病。

第五章 孩子咳嗽老不好，清理肺热是关键——小儿呼吸系统保健按摩法

# 第六章

# 父母有多用心，孩子就有多聪明

## ——小儿脑部疾患保健按摩法

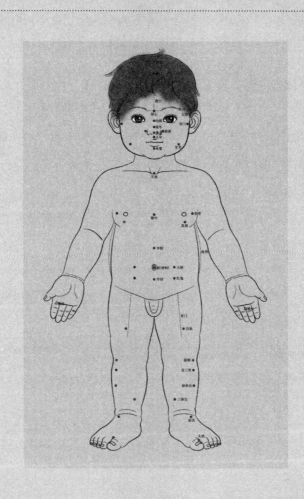

# 1. 无心插柳柳成荫，巧治小儿脑炎后遗症

马大嫂是我的一个患者，我为她治愈胸伤后，赢得了他们全家的信任。这次她小心地问我，能不能为她在农村表嫂家的5岁小儿治腿。原来那个男孩脑炎高热之后，右腿不良于行，每走一步，都要画一个"大圈圈"，十分难看。某市医院拒绝为其治疗，医生说："这脑膜炎后遗症是治不好的。"

看到这活泼可爱的孩子的现状，我很心痛，如儿时不治，岂非一辈子成残贻误终生。因他母亲与他住在农村，不便住在安庆市长期治疗，我决定取"贴藏法"。取双侧耳穴腰椎、髋关节、皮质下、肾、枕，每穴压两分钟，其中腰椎、皮质下压4分钟。取双脚女福穴、双手女福穴相应点，每穴指压8分钟。

女福穴位于外踝前侧约一寸的地方，肌肉微凸，很好辨认，可以用压痛法取穴，哪里最痛最敏感就压哪里。这个穴位是我首次发现并命名的，我用这个穴位给许多妇女解除了病痛。但是很多人不知道，这个穴位还有强壮腰腿的功效，对腰椎方面的疾病甚至瘫痪均有防治作用，所以男性也可以多多按压这个穴位。

临行时，在他的双耳上按所取穴位，用胶布埋藏菜子10颗，嘱其每天捏一到两次（注意不要将菜子捏破），并在女福穴及手部相应点上也贴胶布，嘱其每天按压一到两次，每次七八分钟。如有效果，可以在10天后再来我处继续医疗。

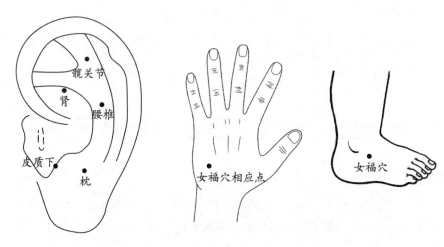

捏捏小手百病消

　　取双侧耳穴腰椎、髋关节、皮质下、肾、枕，每穴压两分钟，其中腰椎、皮质下压4分钟。取双脚女福穴、双手女福穴相应点，每穴指压8分钟。并在双耳上按所取穴位，用胶布埋藏菜子10颗，每天捏一到两次（注意不要将菜子捏破）。在女福穴及相应点上也贴胶布，每天按压一到两次，每次七八分钟。

　　10天之后，她与孩子果然来了，孩子走路已完全恢复正常，双腿一点毛病也没有了。我依旧给他做保健按摩，并再次为他贴上菜子，嘱她再捏10天，并告诉她："如果发现孩子的腿还有病，可以再来，如果一切正常，就可以不要来了。"他们没有再来过，马大嫂告诉我："孩子的腿已彻底没事，太谢谢你了。"

　　这是按摩加贴藏轻易治好顽症的一则病例，取穴贵在少而精，以腰椎、皮质下为重点，肾、腰椎、髋形成一个"治瘫三角带"，有重大临床参考价值。

　　如此"轻而易举地"治好脑炎后遗症，连我自己也很难相信，但毕竟这是事实，正所谓是"无心插柳柳成荫"。之所以能获得成功，一是双女福穴配双手上的相应点，即×形疗法的威力，其力量不可估量，二是抓住皮质下与腰椎这两个重点，皮质下是人体总指挥部，是治瘫痪之灵魂，腰椎则主管下肢之活动，三是小儿生机勃勃，潜力很大，比成年人要好治得多。所以家长要尽早发现尽早治疗。

# 2. 不花一分钱，治愈先天性癫痫

邻居王奶奶家来了桐城亲戚母子两人，其子15岁，患先天性癫痫，甚为严重，每天发作一到两次。发作时头眼向一侧偏，还伴有阵发性的震颤。有一次他正在小区健身区玩，突然就犯病了，把周围的孩子吓了一跳。

癫痫患者一旦犯病，可能会做出一些不规范、不正常、不理智和不能自控的行为。民间形象地称之为抽风，也叫"羊角风"，早在《黄帝内经》中就有记载。不明其中原因的路人看了，确实吓人。

那天犯病之后王奶奶便领着他来找我看病。我观察其病由于病根深，病情严重。我实在没有把握，更是无把握在短期内将其治好。但是又想，他们家里穷，可能一辈子也不会去大医院看这种病，我现在不管他，就是放他回去自生自灭，心中实在不忍，就苦思解决之法。

我想，脑为至清至粹至纯之腑，为真气所聚，主元神，脑清则神识清明。若是元神失控，神机散乱，就会昏仆抽搐，肢体不受控制。另外心藏神，肾藏精主髓，脾运中焦，肝主疏泄而调畅气机，既然癫痫跟脑、心、肝、肾、脾诸脏功能相关。我何尝不用按摩耳穴的办法为他调理一下呢。

于是就在他双侧耳穴心、肾、肝、

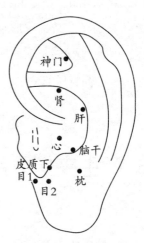

这是贴藏法治愈癫痫的奇迹。按揉双侧耳穴心、肾、肝、神门、目1、目2、皮质下、脑干、枕诸穴处，每穴30~50次。之后每穴再用胶布埋菜子一颗，每天捏菜子刺激穴位两次。重点耳穴：心、肾、肝、脑干、皮质下。

神门、目1、目2、皮质下、脑干、枕诸穴处按摩了一次，每穴按揉30～50次。之后每穴再用胶布埋菜子一颗。并嘱咐他每天捏菜子刺激穴位两次。

我也不知道这样有效没效，就对他说："如有效果，请再来我处。"

殊不知此两人一去音信全无，我认为肯定是没有治好，两人早已回乡。但在两年之后，突然有人捎来两瓶麻油，作为礼品，说是王奶奶送的。我非常不解，不知为何受此重礼，便去询问，得知是两年前那个患癫痫的孩子托人送来的。原来只埋藏一次后，顽疾竟奇迹般地好了，两年从不发作，才有送礼品之举，但我的妻子已从淮南调来安庆安家，她绝对不收礼品，让王奶奶把礼品送了回去。

效果如此之好，实在出于我的意料，又不花一分钱。这个方法之所以效果好，乃是×形平衡法的威力，其中的心、肾、脑干3穴压痛明显，实为"相应高升点"。这算是我治癫痫以来最快、最容易、最理想的一个。而且压耳穴的方法，一岁以上的孩子就能用。

# 3. 产钳夹伤大脑，按摩修补非怪谈

以前医护人员在给产妇接生的时候会用到产钳。对于难产儿可是福音。不过现代统计学证明，使用产钳出生的婴儿痴呆、低能的比例较高。这主要是因为婴儿的头骨尚未完全愈合，出生之时动用产钳夹住头部，对大脑有一定程度上的损伤，这种损伤因为涉及到脏器，所以目前很多医院已经淘汰了产钳。

早些年我就碰见过一个产钳夹伤大脑引起行动失调的患者。她是某市妇联女干部的女儿，已经12岁了，当年因生产之时产钳夹伤后脑，形成行动障碍。主要表现是挪不开步，每步只能走两到三寸远，艰苦之状，令人不忍目睹。我告诉她："小脑是主管人体运动的要津，小脑机能受损，就会导致共济失调，患者站不稳，走路左右摇晃如醉汉一般，当年你肯定是产钳伤到小脑了。"

我当初的把握不大，抱着试一试的态度给她按压了几个穴位。

我取她双侧耳穴枕、肾、脑干、皮质下、腰椎、髋关节、心、肝、脾、肺，用火柴棒压，配双脚双女福穴指压，教会她后，我让她回家自己医治，时间不限。

此女回家后，按摩十分认真，一个月之后，病情大大改善，步子可以挪开一尺余远。此时，我让她再加按摩手穴，取穴参照耳穴，后未再来。

本来我以为此女需要3个月以上的时间方能奏效，但结果只用一个多月，就有了显著效果，实在让我喜出望外。要知道此女已12岁，错过了治疗的黄金时间，如果在5岁之前就能开始治疗，效果一定更好。

这是一个修补大脑的好例子，类似此女孩之病，医院认为不可治，患者也因此失去信心，以为白白浪费钱。但在我这里不花一分钱，即可

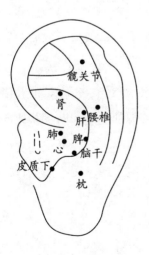

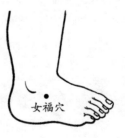

取双侧耳穴枕、肾、脑干、皮质下、腰椎、髋关节、心、肝、脾、肺（以脑干、枕、皮质下为重点），用火柴棒压，配双脚双女福穴指压，时间不限。有所好转后再加按摩手穴，取穴参照耳穴。

改善症状，若能长期坚持下去，定可治愈。

许多人不理解我的"高升点"治病原理，只需压到"高升点"上，高升点下沉而另一端的"病变低沉点"便可上升，从而治好疾病，脑部疾病自然也是如此。大凡因脑部受损及大脑发育不全而形成的行动障碍，应以皮质、脑干、枕三穴为重点治疗，我将其取名治瘫"三角带"，后来有许多瘫痪者因"三角带"而得救，使我十分快乐、十分幸福，这是金钱买不到的。

# 4. 自闭症孩子也是父母的珍宝

北京市唐先生来信，为其孙女（10岁左右）求治先天性自闭症，从此他与我长期保持通信联系，此人年龄在70岁左右，因其孙女患此病而自学医术，长达三年之久，故也是奇人。

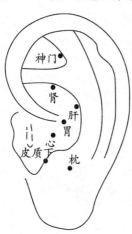

先天性自闭症，乃是世界难题，目前世界尚无治愈之病例，我为他开的按摩方是取双侧耳穴心、肾、肝、神门、胃、皮质下、枕，以心、肾、肝、皮质下为重点。取双侧手穴心、肾、肝、前头点、头顶点、偏头点、后头点。

体穴则取双合谷配双太冲。太冲穴位于足背侧大脚趾与第二脚趾之间，向脚腕方向三指宽处。在实践中，反应强烈，甚至还要严重些，从而增加了老先生之虑。后改为捏脊，配体穴双神门配双昆仑、双内关配双三阴交，比较适应。

一年之后，此女病情已显著好转。

此后，我又写信给他，告诉他按摩时间可以放长些，次数亦可增加，如一天中压两到三次。他接受了，果然效果更好。

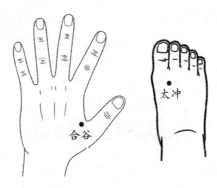

此女上小学已能安心听课了。此外唐先生来信说，另有一女孩按我的×形平衡法治疗，自闭症好转更快，与前相比，判若两人。

体穴之中，双合谷配双太冲，双神门配双昆仑，双内关配双三阴交，这三组可任选其一，哪组效果好就用哪组。捏脊非常重要，一定要长期坚持下去。

这两例先天性自闭症，在北京市如能治好，且是完全依照通信治疗，我想影响定是很大的，故我希望唐先生能总结经验，也将其写成文章供世人参考。

唐先生的孙女虽然已入小学读书，目前问题是记忆欠佳，尤其是记不得本班同学姓名，又写信请求我提供如何提高记忆力之道。先天性自闭症，目前世界各国尚无治好的先例，其孙已能入校读书，可谓奇迹。

记忆力应是由皮质下、心主管；但肾主管骨髓，也管大脑，故关系也大；肝是心肾之间最理想之桥；脾统血，又司营养供应；肺司气，气到血到，气血均到，才会产生记忆力。枕穴也是重要脑穴，但我却在信中提出"脑点穴"之开发利用，很长时期中我是忽视"脑点穴"的利用与开发，其实脑点代表区为脑垂体，是人脑中掌管发育的要塞，株洲汪女士体会它对脑瘫病人有康复作用，老迈之人常压"脑点穴"，理应有延缓衰老的作用，用来增强孩子记忆，定有好处，故我建议他将脑点穴作为压穴之重点。

我还向他提出建议，人的左脑乃人之"行为脑"，右脑则是人之"遗传脑"，一般人均是左脑强于右脑，右脑则是大有潜力可挖，如果右脑能与左脑相等，肯定地说人会变得聪明，记忆力也必然会增强，办法很简单，即将右耳（耳穴分管同侧）与左手脚脑穴作为重点来压（增时一倍），长期坚持，必然有效。此外，还要长期坚持捏脊。

# 5. 脑震荡后遗症莫恐慌，小儿按摩保健康

　　家长不能把孩子管得太严，这样会约束孩子好动的天性，但是也不能听之任之。小孩子比较淘气，一不小心就可能磕到头部，引起大脑损伤，家长们对这点要特别注意，这很有可能会引起脑震荡。我就在信中，接诊过一个患有脑震荡的病历，并且取得了显著的疗效。

　　2004年2月24日，一位合肥李女士来信说：

　　　　我的小宝宝于生下15个月时（2003年12月中旬），因后脑着地而跌伤，当时两眼肿胀达半月，神志虽清醒，但表情木讷，灵活不如从前，有时有耸肩动作。

　　我复信如下。

　　李女士：

　　　　根据来信，你的宝宝已有轻度脑震荡后遗症，不可轻视。伤后脑而两眼肿胀，说明气血失调；表情木讷与耸肩动作，说明损及中枢神经与主管运动之神经，需用长期保健方法，方使之康复。取双侧耳穴皮质下、脑点、脑干、枕、心、肝、脾、肺、肾。配双侧手穴头顶点、后头点、心、肝、脾、肺、肾，另配捏脊，长期坚持，必有好处。

周尔晋

2004年3月

　　果不其然，两个月后我收到李女士的回信，大致说用了这个方法，

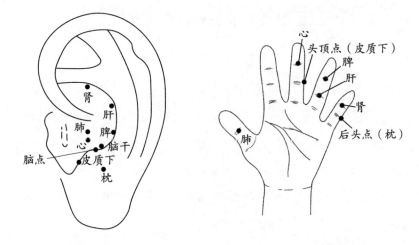

耳穴以皮质下、脑点、脑干、枕为重点。压穴时间与次数不限，最少要坚持6至12个月。

孩子像通了灵窍，情况有了很大的改观。

《灵枢·海论》上讲："脑为髓之海，其输上在于其盖，下在风府。"古代医家认为脑是元神之府，是精髓和神明高度汇聚之处。如果外伤损及大脑，可使脉络淤阻，气血运行不畅，髓海不足，进而出现意识模糊，行动不便，反应迟钝，表情木讷等症状，像脑震荡就属于这个范畴。所以我们取脑点、脑干对应点。另外脑为髓海，肾却主精生髓，所以健脑与调肾也分不开。

另外中医有"颐神养脑"的说法，就是脑藏神，精神愉快的话对大脑好。所以家人要特别注意不要让患儿心情大起大落，不然七情易动，则会引起脏腑气血功能失调而致病。服食一些芝麻、萸肉、人参等补元气益精血的药也是健脑的不错选择。

# 6. 聪明宝宝从按摩强化右脑开始

阜南莫女士10年不育，用×形平衡法而喜得贵子。她来信说：

按你所嘱，坚持捏脊。孩子11个月会走路，很勇敢，不看路，不怕跌，走得快，像在小跑。在家里像大闹天宫一样，但到了邻居家，非常老实，不敢动东西，怪懂事的，会叫爸爸妈妈，会讲吃的东西，模仿能力强，又可爱又顽皮，很感谢您的恩德，使我们有了这"调皮宝"。

我复信如下。

莫女士：

收到你的来信，知你与家人，尤其是小宝宝，个个身体好，心中很高兴。

你能坚持为宝宝捏脊，这是难能可贵的。脊柱线乃是人体之健康线，因大脑靠脊柱线指挥全身，包括内脏，而脊柱又是人体督脉循行线，可治百病。捏脊是以捏代针，好处是说不完的。

我还有一点建议，就是专压宝宝的脑穴以强脑，取双耳双手脑穴，取耳穴的皮质下、脑点、脑干、额、太阳、枕，取手穴的脑点、前头点、头顶点、偏头点、后头点。每天压一次，时间不限。重点压右耳与左手。

记住，一定要重点压右耳与左手，这乃是一项奥秘。压右耳与左手乃是强化右大脑的。人的右脑，是人体的遗传脑，人体遗传的优秀因素集中在右脑，遗憾的则是人体的左脑强于右脑，右脑的优秀因子无法发挥出来，这就使人的智慧受到限制，而重点强化右大脑，一定会使您的孩子变得更加

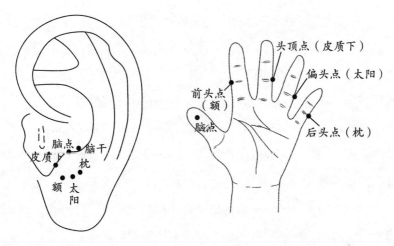

取耳穴的皮质下、脑点、脑干、额、太阳、枕，取手穴的脑点、前头点、头顶点、偏头点、后头点。每天压一次，时间不限。重点压右耳与左手。

聪明，身体也会更加健康。我本人也一直在做强化右脑的按摩，对此是深有体会的。

祝全家健康快乐！

周尔晋

2004年7月25日

# 7. 小儿麻痹症患儿也有春天

我下乡那时，医疗水平远不如现在这么发达。平时走在镇上，常会看见走路跛着一条腿的孩子，我对此无不感到惋惜。我知道这些孩子并不是先天性残疾，而是得了一种病，它就是小儿麻痹症，这种病是由脊髓灰质炎病毒引起的急性传染病。患者多为一至六岁的儿童，主要症状是发热，全身不适，严重时肢体疼痛，最后发生瘫痪是很多见的。

于是我那段时间潜心研究小儿麻痹，并取得了一些疗效。我发现本病虽然无特效药可以治疗，但是发病之初，如果对发病的肢体进行按摩、推拿、针灸的话，在两星期后，会有明显的恢复。之后我总结了×形平衡法，对症下药更是效果显著，并治愈了一些患儿。

我治好的第一例是在仓镇公社，当时有个妇女带着她的孩子找我，说是经人介绍的，是我以前偷偷治好的一个病人。那时候我并不敢给他看，但是她在屋子里求我，说自己就这么一个孩子，孩子他爸也不在了，她只求孩子能健健康康地活着，不然她死了谁来照顾他。我被她这份母爱所感动，那时刚对×形平衡法有所领悟，便放手一搏。

我首先取双合谷配双太冲，这个大×形，每个穴位按揉三到四分

捏捏小手百病消

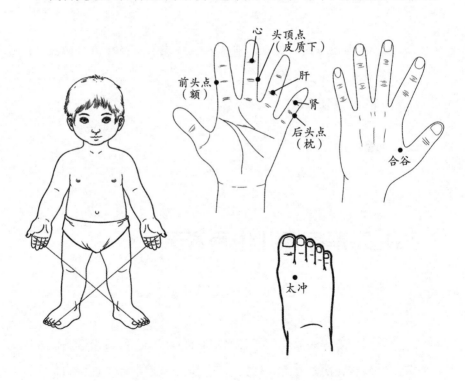

全身共取28个点。取双合谷配双太冲，每个穴位按揉三到四分钟。再用火柴棒按压两手两脚上的前头点、头顶点、心、肝、肾、后头点，每个点按压三到四分钟即可。平时还要尽可能地为孩子瘫痪的肢体进行按摩，鼓励孩子自己多活动。

钟。再用火柴棒按压两手两脚上的前头点、头顶点、心、肝、肾、后头点，每个点按压三到四分钟即可。最后叮嘱她要尽可能地为孩子瘫痪的肢体进行按摩，并鼓励孩子自己多活动，不然瘫痪肢体的肌肉将萎缩得越来越细，病情也会越来越严重。

一年之后，我发现她在我家门口拎了一篓鸡蛋。当时这份礼物实属不轻。她告诉我孩子现在好得差不多了，已经能下地干活赚工分了，非常谢谢我。最后我再三回绝，没有收下她的礼，看着她远去的背影就像是一座山，我突然觉得在母爱面前自己是多么的渺小。

现在，小儿麻痹症在我国已经基本上灭绝了，这主要得益于政府对减毒活疫苗的推广与普及。但是，在贫困的山区仍然有孩子没注射这种疫苗，或是由于有些家长没有定期给孩子注射疫苗，因此难免有些孩子成为"漏网之鱼"。这个时候大家不用担心。

小儿麻痹症可以用×形平衡法来治疗，由于小儿麻痹症现在的发病率非常低，因此不多着墨了。如果有婴幼儿患此疾病，希望知道此法的人尽早告知，并坚持给孩子治疗，定有奇效。

# 8. 宝宝不会无缘无故哭闹——孩子烦热怎么办

中医是门很博大、很神奇的学问，比如说，先贤们通过超凡的观察力，把五脏与五志、五神的对应关系给找了出来。比如说，心烦时常导致发热，发热也会导致心烦，两者密切联系。正像是《伤寒明理论》中所表达的：热者，为烦而热；烦者，为热而烦。烦热的人会坐立不安、心神不宁或口舌生疮。这主要是因为里热过盛，气阴受伤所致的。

去年夏天在小区乘凉，碰见了带孩子的刘女士。因为是老熟人了，她跟我说："孩子真难带呀！抱在怀里，他的小身板撑来撑去，放在床上，又哭闹个不停。这孩子不知道怎么了，今年夏天一直都是这样，因为这事儿我还经常和保姆拌嘴。"

我看孩子面色潮红，摸了摸孩子的手脚心，热乎乎的，还有点黏，很明显是汗液。五心烦热啊，小孩子自己又说不出来，怎么能好带呢。

其实，不光是大人会烦躁，小孩子也会。只不过大人能说出来，小孩子只能用"肢体语言"了。小儿烦热的时候，主要表现为烦躁、哭闹、不好哄、发热等等，心属火，火恶（厌恶的意思）热，夏天更甚。

我当时给那个小家伙进行了手穴和脚穴的推拿，小家伙当时就安静下来了。

孩子烦热的时候，家人可以在孩子手上的合谷、商阳、劳宫，以及

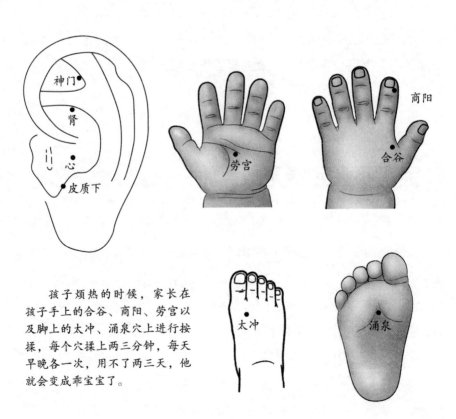

孩子烦热的时候，家长在孩子手上的合谷、商阳、劳宫以及脚上的太冲、涌泉穴上进行按揉，每个穴揉上两三分钟，每天早晚各一次，用不了两三天，他就会变成乖宝宝了。

脚上的太冲、涌泉穴上进行按揉，每个穴位揉上两三分钟，每天早晚各一次，用不了两三天，他就会变成乖宝宝了。

阴虚生内热，所以我选的是合谷、太冲、涌泉等滋补肾阴的穴位。年龄稍大一点的孩子，家人也可以取耳穴神门、心、肾、皮质下这四个点，用火柴棒进行按压，每个点两三分钟，也可以起到同样的效果。

# 9. 按摩百会胜吃镇惊丸——孩子受惊怎么办

中医上讲五情对五脏，怒伤肝，恐伤肾，思伤脾，有些人受到惊吓会遗尿，就是恐伤到了肾，肾主水，还有的人愁得一夜白发，这都是由于心情大起大落伤及人体内脏。小儿受到过度惊吓就会引发惊痫。

受惊也叫惊痫，我曾医治数名惊痫患儿，效果俱佳。特举典型两例。

其一：男，3岁，父母告诉我，小儿惊痫已一年有余，每周发作一次。发作时会突然昏倒、神志丧失、肢体强直、抽搐。

其二：女，4岁零5个月。小儿惊痫时神志不清，神情呆滞，虽然没有抽搐，但是叫其名字却无应答。

我用的方法都是，每天给孩子揉百会穴15分钟，早晚各一次。坚持6个月，小儿惊痫次数逐渐减少，直至消失。

小儿惊痫，是指因受惊而得的痫病。中医典籍《诸病源候论》中说："惊痫者，起

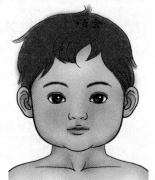

每天给孩子揉百会穴15分钟，早晚各一次。坚持6个月，孩子的惊痫次数就会逐渐减少，直至消失。

于惊怖大啼，精神伤动，气脉不定，因惊而作成痫也。"而在《圣济总录》中，则对小儿惊痫做了很详细的介绍，其中讲道："小儿气血微弱，易为伤害，若猝惊动，伤乱精神，心气不定，因惊而发，则为惊痫，凡之，则内治小儿惊痫发动，经年不断根源。"这句话的大意是说，小儿的气血相对较弱，很容易受到伤害，如果突然受到惊吓，容易伤及五脏之神，导致心神不定，这就是小儿惊痫，并且，它容易反复发作，多年难愈。

在这里，我之所以选百会穴，是因为百会穴是"五脏六腑奇经三阳百脉之所会"，它对调理人的精神疾病效果非常好。《黄帝内经》中说："气在头者，止之于脑。"小儿心气不定，选百会穴，进行调治，理所应当。百会穴找起来也很容易，在头顶正中线与两耳尖连线的交点处就是了。

每天坚持给孩子按揉百会，可使阳浊下降，阴清上行，从而达到阴阳平衡的目的。有些年轻家长喜爱扮个鬼脸逗孩子玩，殊不知这样有可能会吓到孩子，千万要注意。

# 10. 用双手帮孩子赶走噩梦——孩子梦魇怎么办

儿子的同事小张找到我，让我给他儿子看病。我问怎么回事，小张懊悔地说："周叔叔，都怪我。前阵子出了一部电影，是个恐怖片。我比较喜欢看这种电影，孩子没有上学，也跟着我一块儿看，结果把他给吓着了，当天晚上睡觉睡到半夜的时候突然尖叫一声就醒了，还满头是汗，大声喘气。很明显是做噩梦了。这一个星期都是这样，孩子晚上不敢自己睡觉，没办法了，才来麻烦您。"

这是小儿梦魇，我在给这孩子进行医治的时候，选择的是耳穴按压法，取神门、肾、肝、心、皮质下、枕，用火柴棒进行按压，每穴二到三分钟，每天晚上临睡前一次即可。连压一周，小儿梦魇便能消失。

选择神门和皮质下可以治疗失眠，多梦，心烦。按压肾、心、肝可以调节神经衰弱。

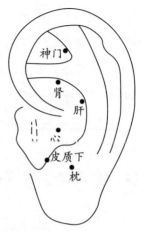

可用耳穴按压法，取神门、肾、肝、心、皮质下、枕用火柴棒进行按压，每穴二到三分钟，每天晚上临睡前一次即可。连压一周，小儿梦魇就可消失。

另外，中医认为梦魇症是由于气血两虚，气滞血淤，凝阻经脉导致心脑缺血引起的。现代医学也证明心脑缺血，供氧减少的话，就会影响大脑皮层的活动。讲究在治疗上应先注意加强营养，增强体质，防止过度疲劳。所以小儿梦魇，也可先于手穴和脚穴进行治疗。

选合谷、商丘、太冲、窍阴进行按揉，每穴三分钟即可。然后用火柴棒按压小儿左手上的头顶点、后头点、心、肾、肝，每个点三分钟左右就可以了。

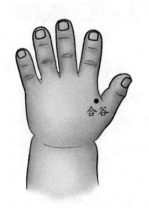

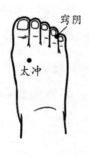

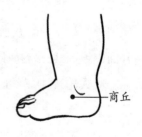

取合谷、商丘、太冲、窍阴四个穴位，每穴按揉三分钟。然后用火柴棒按压小儿左手上的头顶点、后头点、心、肾、肝，每个点三分钟左右。

梦魇在儿童中比较常见，多发生在3～7岁的儿童身上，但是这种事情是可以避免的。我们尽量不要给孩子看恐怖片，或是讲恐怖故事。另外如果睡姿不当的话也会出现梦魇，毯子不要盖住鼻子或压到胸口，这样会让孩子呼吸不畅，也不要睡前太饥或吃太饱。

## 11. 孩子中暑不用愁，小小火柴棒来解忧

人类的正常体温一般恒定在37℃，然后通过下视丘体调节中枢调节，热的时候皮肤毛孔开放，冷的时候皮肤毛孔紧缩。但是人体温度最高只能耐受到41℃，若再升高一点就可能引发死亡。如果长时间在高温和热辐射的作用下，机体体温调节障碍，水、电解质发生紊乱，就会导致中暑。中暑是一种威胁生命的急病，若不给予迅速有力的治疗，可引起抽搐和死亡。

虽然现在的城市家庭基本上都安装有空调，但是，夏天中暑的小儿仍然很多。究其原因，我认为多与护理不当有关，主要有以下几点。

首先是保暖过度，尤其是新生儿期（从出生到28天），家长怕孩子受凉，一味地给孩子加衣保暖，导致幼儿体液减少，细胞脱水，从而发生中暑。其二，幼儿在炎热的环境里贪玩后出汗过多，没有及时补充水分而中暑。其三，持续高热的环境使小儿身体不能适应。

成人出现中暑的时候，多表现为突然晕倒，但是小儿中暑则要隐蔽得多。首先，如果小儿不舒服的话肯定会大哭大闹，这个时候家长要细心观察了，看孩子的皮肤是否发红，如果皮肤发红干燥，触摸感觉温热，进一步可能进入昏迷状态，最主要的是身体发热却不流汗，这样的话就是中暑了。

小儿中暑，可及时采取措施处理，应将其抱到阴凉、通风、干燥之处，然后解开衣扣以便尽快给孩子散热。切勿使用冰水或退烧药，但可以给小孩喂一些清凉饮料。然后，家长可用火柴棒在孩子的耳朵上对枕、心、皮质下、肾上腺四穴进行按压，每穴二到三分钟即可。

最后要提醒家长，小儿中暑虽然与体质虚弱有关，但是中暑过后不要立即给孩子吃大鱼大肉，饮食还是以清淡为主。还要做一些室外中暑的预防，顶着烈日出行的话要事先给小孩抹一些防晒霜或打一把遮阳伞，多喝水，不要等到渴的时候才喝水。夏天气温高，白天新陈代谢快，人也容易疲劳，充足的睡眠可以使大脑及人体各个系统得到放松。

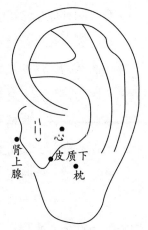

孩子中暑后，应先将其抱到阴凉、通风、干燥之处，然后解开衣扣以便尽快散热。然后用火柴棒按压孩子耳上枕、心、皮质下、肾上腺四穴，每穴两三分钟即可。

# 12. 给孩子一个幸福的未来——告别侏儒症，不做小矮人

家长都希望自己的孩子能长得高一些。但是，偏偏就有些孩子患了侏儒症，由于没有及时治疗或者没有坚持治疗，结果造成孩子身高比同龄人差了一大截。

我曾经碰到过六七位侏儒症患者，多是父母精血亏虚而影响到了胎儿的生长发育。由于已经过了青春期，错失了最佳的治疗时机，回天乏力。其实，细心的家长一定要注意，一般来讲，侏儒症患儿在一两岁期

间，身高和其他正常孩子是一样的，但是到了三四岁的时候就开始落后了。这时候家长一定要及时进行治疗，治疗的时候要有耐心、有恒心。

中医认为本病的发生与脾肾亏损，气血不足，水湿内聚，阴阳俱虚有关。因为肾为先天之本，藏精、主骨、生髓、通于脑。生长、发育、生殖等都归它管。肾精亏虚的话则生长发育就会停滞。加上先天脾胃受损，气血亏虚，肝失所养，筋骨就会萎软，以致身材矮小。

所以在治疗的时候，我先取耳穴上的脑点、肾、内分泌，另外，男孩子要加上睾丸，女孩子加上卵巢。每个点用火柴棒按压三分钟。按压过后，再选手穴头顶点、心、肾、后头点、胃肠点进行按压，每穴同样是三分钟。可以调理脏器，补充气血，强肾固本。

这个方法我在前年用过，那就是一个侏儒病人，孩子长到5岁多了家长才发现自己的孩子跟别的孩子不一样，到医院一查发现是侏儒症，这才慌了，马上进行治疗。在进行西医治疗一段时间后并没有什么改观，便来咨询中医。

对侏儒症我并无多深的研究，但想万变不离其宗，那个孩子才5

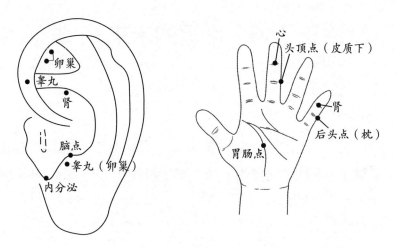

取耳穴上的脑点、肾、内分泌，另外，男孩子要加上睾丸，女孩子加上卵巢。每个点用火柴棒按压三分钟。再按压手穴头顶点、心、肾、后头点、胃肠点，每穴同样是三分钟。

岁，或许可以起到作用，反正耳穴、推拿对人体有益无害，就用上述的方法给他做了一遍，之后我给他做了1个月，结果父母都看会了，于是就自己回家做。

没想到的是，这个方法竟然起到了一定的效果，孩子他妈说孩子确实长了不少，但跟同龄孩子比还是有差距。当然这不可能一口吃个胖子，治疗是一个长期的过程，需要坚持。

我想如果家长当初早点发现进行治疗的话效果一定会更好。

# 第七章

# 让孩子的世界更美丽

## ——小儿五官疾病按摩保健法

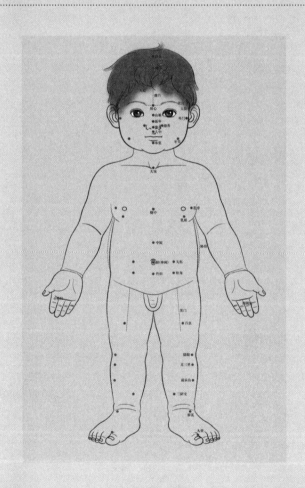

# 1. 假性近视可防也易治——孩子近视怎么办

我有一次去接孙女放学，在校门口感触很深。很多孩子背着沉重的书包，戴着厚厚的镜片，我竟然看不到他们天真烂漫的眼睛。上小学的孩子，一百个里会有十个左右戴眼镜，但是到了初中的时候就变成三四十个了，实在是可怕。

儿童眼睛近视，多跟坐姿不正确、用眼过度有关。很多孩子每天在电视机前一坐就是几个小时，也有很多家长给孩子徒增了很多学习压力，给孩子报各种各样的学习班，每天从早学到晚，结果用眼过度诱发近视。还有的孩子喜欢侧着躺着看书看电视，导致近视发生。

其实，儿童的近视大多属于假性近视，是眼睛睫状肌常常处于紧张疲劳状态，造成视力减退。如果经过适当的休息或按摩，可使麻痹痉挛的睫状肌放松的话，视力就可恢复过来。所以家长们一定要注意这个机会，争取在假性近视期将其治愈，免得以后真的难以矫正了。

无论孩子有没有近视，我都希望家长尝试一下我的治疗与保健近视眼×形平衡法。取手上的肺、眼、头顶点、心、肾、脾、后头点、肝，脚穴可参照手穴在相应位置选取，双手双脚共32个点，每个点用火柴棒各压三分钟，可调和气血，疏通脉络。而中医上就是认为假性近视是由于禀赋不足、劳心伤神、脾胃虚弱、肝肾亏虚、精血乏源，不能上充于目，加之过用目力，致使目络淤阻，目窍失于精血濡养而致的。

肺点在拇指横纹中点，眼点在拇指尺侧赤白肉际中点，心点在中指远节横纹中点，头顶点在中指近节横纹中点，脾点在无名指远节横纹中点，肝点在无名指近节横纹中点，肾点在小指远节横纹中点，后头点在小指近节赤白肉际中点。

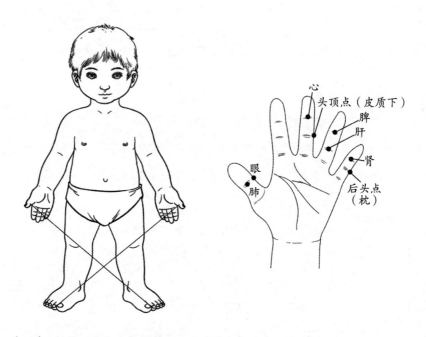

捏捏小手百病消

双手双脚上共取32个点，手上取肺、眼、头顶点、心、肾、脾、肝、后头点，脚穴参照手穴选取，每个点用火柴棒各压三分钟。

一朋友家的孩子，从小个头就比同班的同学高出一截，他的老师也多次跟朋友沟通，说孩子将来是个学体育的好苗子。但是近期，孩子老是跟父母反映，说自己的眼睛发昏，看东西有点模糊。这是近视的先兆，我把上面的×形平衡法教给他的父母，一个月后，孩子的眼睛问题就都消失了。

另外，近视患者普遍缺乏铬和锌，因此应吃一些含锌较多的食物。食物中如黄豆、杏仁、紫菜、海带、羊肉、黄鱼、奶粉、茶叶、肉类、牛肉、肝类等含锌和铬较多，可适量增加。这样可以补充眼内睫状肌与巩膜必需的营养物质，增强睫状肌的肌力，加强巩膜的坚韧性，增强它对外界的抵御能力。

# 2. 给孩子一双明亮的眼睛——眼保健通用方

我还有一套眼保健操，不仅可以缓解眼睛疲劳，还可以应对眼睛干涩、眨眼过频以及很多眼病。

具体方法就是，在儿童的手上取眼、头顶点、肝、肾、后头点这五个点，脚穴可参照手穴在相对应的位置选取，两手两脚共计20个点。每天坚持用火柴棒各压3分钟。

眼点在拇指尺侧赤白肉际中点，头顶点在中指中节横纹赤白肉际中点，肝点在无名指中节横纹中点，肾点在小指远节横纹中点，后头点在

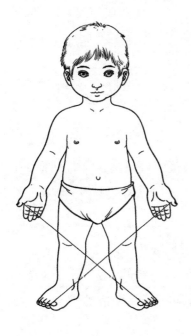

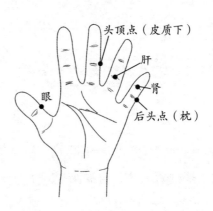

头顶点（皮质下）

肝

肾

眼

后头点（枕）

在孩子的手上取眼、头顶点、肝、肾、后头点这五个点，脚穴可参照手穴在相对应的位置选取，两手两脚共计20个点。每天坚持用火柴棒各压3分钟，就可以起到保健双眼的作用。

小指中节横纹赤白肉际中点。

　　运用×形平衡法按压这几个点，主要是通过调理内脏，来呵护眼睛，所以效果会非常好。比如说，中医认为，肝开窍于目，用火柴棒压肝点可以起到清肝明目的作用。肾主水，有些儿童熬夜后，眼睛出现水肿，这就跟肾脏有关系了。因此，压肾点也可以滋润眼睛。

　　我侄女的女儿已经上初中了，前一段的时候她患了眼疾，我便把这个方法介绍给了她。没过多长时间，她的眼疾就好了。同时她又告诉我，自从用了这个眼保健操，上课的注意力提高了，也不再犯困了，感觉精神特别的好。这次期中考试，获得了最快进步奖。她打趣跟我说，要用我这个方法考进大学呢。此时我才恍然大悟，这种方法在治疗眼疾的同时调理了人体的脏腑功能，增强了人的精气神。

　　请各位家长一定要牢记这个方法，对您孩子的眼睛绝对有益无害。孩子们正是花样年华，他们应该有一双漂亮的眼睛。另外，×形平衡法，主要是为了调理全身的阴阳平衡，所以，它不仅有治病的作用，还可以提高小儿身体的免疫力。

# 3. 春天谨防红眼病——孩子得了结膜炎怎么办

　　我在仓镇公社的时候，有一年突然暴发了红眼病，镇上的学校和农场泛滥成灾，传播速度之快令人咋舌。所患之人双眼发烫、烧灼、畏光、眼红，自觉眼睛磨痛，像进入沙子般地疼痛难忍，早晨起床时，眼皮常被分泌物粘住，不易睁开。但是对我们的视力不会造成危害。

　　当时镇政府果断采取措施，宣传切断传染途径的方法，比如不要使用同一条毛巾，不要共用同一个脸盆等，算是给当时的民众普及了一些卫生知识。直到镇卫生所一名老中医想出了一个妙方，用姜汁滴眼，一段时间后果然止住了。原来中医认为本病为外感风热邪毒所致，故宜驱风散邪，清热解毒。这一治疗原则也指引着我以后的从医之路。

前阵子一朋友家里遇了点麻烦，说一家老小都得了结膜炎，尤其是朋友的小孙女，眼睛又红又肿，眼睛里的分泌物还特别多。其实，结膜炎就是之前提到过的红眼病，经过多年的临床实践，我已给治疗结膜炎等一般的眼病总结出一个通用的×形平衡法，那就是按压眼点的方法。

拇指尺侧赤白肉际中点，叫眼点，脚上取穴的时候可以参照手穴，两手两脚共取四个点，用火柴棒各压七到八分钟就可以了。

我的×形平衡法让朋友一家人轻而易举地化解了结膜炎这种传染病。他们在按压三天后，眼睛的红肿消失，疾病痊愈。

现在，由于卫生条件的提高，结膜炎的发病率已经不像我年轻的时候发病率那么高了。但是，每隔六到八年它还是会出现一个小小的高峰，在夏季的湿热环境下突然暴发。在这里我提醒家长，很多家庭都是

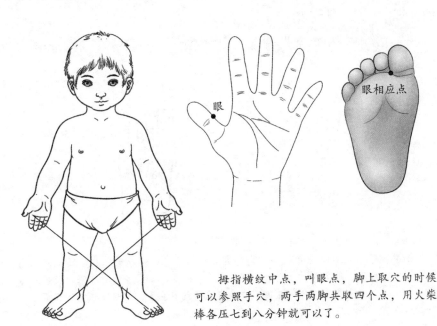

拇指横纹中点，叫眼点，脚上取穴的时候可以参照手穴，两手两脚共取四个点，用火柴棒各压七到八分钟就可以了。

一出现红眼病，一家人都会被传染上。因此，当某个家庭成员出现红眼病的时候，所有的用具最好单独使用，而且要洗净、晒干。要把家里门把手、电话机、遥控器、桌椅等一切公共物品进行消毒，而个人用品如毛巾、手帕等则要经常煮沸消毒。另外，还要告诫孩子，养成勤洗手的好习惯，不要用脏手揉眼睛，要勤剪指甲。

尽早切断传染途径，这样的话，红眼病的发病率就会大大降低了。

# 4. 轻轻按一按，脸上冻疮就不见

冻疮多发生在手背、足背、耳廓、面颊等部位，出现局部肿胀、麻木、痛痒、青紫，或起水疱，甚则破溃成疮为主症。免费行医这么多年，一到冬天我就频繁地接到一些家长的咨询，问治冻疮有没有好的办法。

有一次，一位母亲带着自己10岁的孩子来找我治冻疮。她跟我

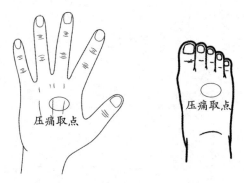

如果孩子的左右脸或者双手双脚都有冻疮，就在孩子双手双脚的压痛点上用大拇指进行按压，每个点上七到八分钟，早晚各一次。如果左手有冻疮，就按压右脚的相应点，右手有冻疮就压左脚，右脚有冻疮就取左手，左脸有冻疮就压右手右脚，右脸有冻疮就压左手左脚。

说，自己的孩子一到冬天脸就会冻裂。孩子还比较贪玩，放学了也不知道回家，冬天还老爱在外面玩。自己真是没少费心，平时吃了很多药，也抹过很多药，都不管用。也试过很多偏方，以前听说每天晚上用热毛巾敷脸效果比较好，每天晚上就给他用热毛巾敷脸。又听农村人说，用茄子秆熬水洗脸可以治冻疮，又大老远专门跑到农村老家找些茄子秆熬水给他用。方法用了很多，可是都没什么明显的作用，脸上还照样起冻疮。

我对治疗面部冻疮，是有自己的诀窍的。中医认为冻疮是人体受寒邪侵袭，气血淤滞所致的局部性或全身性损伤，在治疗上遵循温阳散寒，调和营卫的原则。孩子有面部冻疮的时候，在手上脚上都会有对应的压痛点。如果左脸有冻疮就取右手右脚，右脸有冻疮就取左手左脚，如果左右脸都有冻疮，就取双手双脚。

我看那个孩子双侧脸蛋上都冻裂了，就在双手的压痛点上稍一用力，孩子就咧着嘴连连叫疼。

我叮嘱那位母亲，每天在孩子双手双脚的压痛点上用大拇指进行按压，每个点压七到八分钟，早晚各一次。

就这样坚持了一月有余，那个孩子的面部冻疮已经全部愈合。其母专门前来谢我，并连夸神奇。

其实，孩子手脚出现冻疮的时候，有一个冻疮区，用×形平衡法进行治疗，效果也非常好。如果左手有冻疮的话，那就取右脚的相应点。如果右手有冻疮的话，那就取左脚的相应点。如果右脚有冻疮的话，就取左手的相应点。如果双手双脚都有冻疮的话，就取双手双脚。

人体是个大×形，如果左手上出现了"低沉点"，右脚上肯定会出现一个"高升点"。这是因为左和右是对应的，手和脚是对应的。这样治冻疮，怎么能不好。

## 5. 让母乳滋养孩子一生——宝宝舌强不吸乳怎么办

宝宝出生时，全家人都很高兴。但是有些孩子在哺乳时却不能正常吸乳，这可急坏了不少母亲。

听说朋友家添了一个孙子，一个多月了，但生下来之后就不好好吃奶，到医院去找医生检查，医生说是舌强不吸乳，就是舌头僵硬不能正常地吸吮乳汁。朋友自孩子出生以后，一直都是给孩子喂的奶粉。我得知这样的情况后，主动找上门，毛遂自荐地想给孩子试一试。

我的目的很简单，就是出于对中医的热爱。另外，我认为人在世上，应当顺应大自然的规律，孩子出生以后，应该吃母乳，而不是人工配的奶粉。事实上确是如此，母乳喂养对母子都非常有好处。

首先，从婴儿方面讲，母乳是和体温一样，刚好适合于婴儿，但奶瓶里的奶就很难达到这个效果。另外，母乳是新鲜的，而牛奶是经过煮沸、保存了一段时间的，所以许多营养已被破坏。再者，母乳易于消化，而配方奶则不是。当然，母乳喂养的孩子还不容易生病，益处非常多。而从母亲方面来讲，喂母乳可降低妈妈们患乳癌的概率。喂母乳还可以帮助建立母爱，婴儿吸吮母乳可刺激荷尔蒙等的分泌，增进感情。

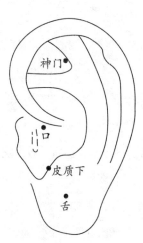

取双耳神门、口、皮质下、舌，用火柴棒进行按压，每点各三分钟即可。

我给孩子取的穴位是：

（1）耳穴取神门、口、皮质下、舌四

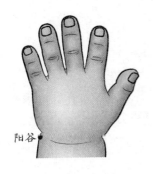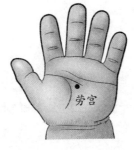

阳谷

劳宫

取两手上的阳谷和劳宫穴进行辅助按摩，效果会更好。

点，用火柴棒进行按压，每点各压三分钟即可。舌强不吸乳，原因很简单，就是舌体僵硬不灵活所致，因此皮质下、神门可以调节神经，而口舌主要是调节口腔和舌头的灵活性。

（2）取手上的阳谷和劳宫穴，进行辅助按摩，效果会更好。阳谷穴在手腕尺侧，尺骨茎突与三角骨之间的凹陷处，按摩此穴可以起到明目安神、通经活络的作用。劳宫穴在手掌心，握拳屈指时中指尖处即是。长时间按压可强壮心脏，促进睡眠，改善大脑神经。

一周后，小儿开始正常吸奶，朋友很感激。我跟他开玩笑说："没啥，就是帮你省点奶粉钱。"说完大家都笑了。

# 6. 宝宝口水多，可能是病了——孩子流口水怎么办

唾液在古代可是被称为"金津玉液"，是一种无色且稀薄的液体。唾液有很多好处，总结出来有以下几点。

★ 湿润口腔，消化食物。

★ 溶解食物并不断移走味蕾上的食物微粒，从而能不断尝到食

物的味道。

★清洁和保护口腔。

★抗菌作用。

唾液虽好，但多了也是麻烦事儿，容易流口水。

张女士抱着她一岁多的孩子坐下时，我能明显地看到，孩子围脖在嘴下的那块区域已经湿透了。我去掉围巾一看，孩子的脖子上已经明显长出来一些湿疹。

口中流涎就是流口水，小儿出现流涎应当从两个方面来加以区分。一般来说，一岁左右的婴儿，流口水是正常现象，家长不用太在意。但是，如果两三岁的时候孩子还流口水，那家长就要注意了，可能是孩子的脾胃功能失调了。小儿口中流涎，可以用以下两种方法，或者两种方法配合使用，效果更好。

（1）取耳穴口、皮质下两点，左右耳共四个点，用火柴棒进行按压，每点七到八分钟。每天一次即可。小儿口中流涎的原因，一是与口腔中唾液分泌过多有关，这时候就要选口点。另外，它还与大脑神经发育不完善有关，这是选择皮质下的原因。

（2）取小拇指上的少泽穴和脚踝上的太溪穴进行按揉，两手两脚共计四穴，每穴七到八分钟。同样为每天一次。

对于张女士的孩子，我以此法授之，一周后流涎即止。我叮嘱，再坚持两周予以巩固。

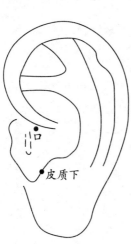

取耳穴口、皮质下两点，左右耳共四个点，用火柴棒进行按压，每点七到八分钟。每天一次即可。

对已经开始流涎的患儿，要注意对其的护理工作，以免孩子脖子出现湿疹。宝宝流口水太多的话，要注意脖颈的清洁，还可以抹上一些护

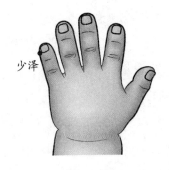

少泽

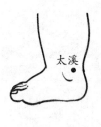

太溪

取小拇指上的少泽穴和脚踝上的太溪穴进行按揉，两手两脚共计四穴，每穴七到八分钟。每天一次。

肤霜，让宝宝肌肤保持干爽。可以给宝宝挂个全棉的小围嘴，这样比较易吸收水分，戴着也舒服。如果皮肤已经出疹子或糜烂，最好立马去医院诊治。

# 7.孩子口吃，父母要从"心"矫正

我认为，对待儿童口吃要找准发病原因。有些孩子出现口吃，多属好奇。比如说，当亲戚朋友、同学里面有的人有口吃的时候，小孩觉得很有意思，很好奇，就会刻意地去模仿。这跟儿童的心理有关，这个年龄段的孩子正是接受新事物、模仿性强的时期。如果父母突然发现孩子有口吃的现象，可能跟这种情形有关，这时候，只要正确地引导，告诉他这是不好的现象，让其改正即可。

还有一些孩子则是因为受到惊吓，遭到斥责、惩罚、嘲笑，或者家里突然出现父母吵架、离异等情景时，出现的对恐惧、焦虑的一种外在反应。这时候作为父母应当多给孩子心理上的安慰，一般情况下，几天

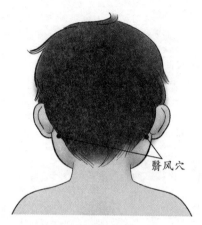

翳风穴在耳朵后面的凹陷处，左右各一，每天早晚各按揉10分钟。

捏捏小手百病消

后口吃现象自可消失。

上面这两种都可以说是心理问题诱发的口吃。当然，还有一部分儿童的口吃与身体发育情况有关。其中又以以下两种情况为主。

首先是说话时呼吸时的气流不均匀。有些儿童在说话时会感觉气短，甚至是憋气等等。这时候，家长可以让孩子先深吸一口气，然后再慢慢把一句话讲完，当气流顺畅的时候，说话自然就会顺畅了。

还有一种情况就是孩子的口腔肌肉比较紧张，但是，这不是真正的肌肉痉挛、强直等，只是说话时的肌肉紧张所致。这时候，家长可以每天给孩子按揉翳风穴。

翳风穴在耳朵后面的凹陷处，左右各一，每天早晚各按揉10分钟。古代的大夫们在治疗口吃、面瘫、口眼歪斜等疾病的时候，都会用到这个穴位。古代的中医典籍《大成》中就说，翳风穴"主耳鸣耳聋，口眼㖞斜，脱颔颊肿，口噤不开，不能言"。

我曾经碰到过一个有口吃的工人，三十多岁的样子。他跟我讲，由于小时候口吃，受到同学们的嘲笑，他内心非常自卑，上完小学死活都不愿意上了。现在没有知识，非常后悔。我听了也感到非常遗憾。

我想说的是，虽然口吃引起的原因很多，但是对儿童来讲，口吃的时候不可避免地会受到身边同学们的嘲笑或讥讽，这个时候，家长的关心就显得尤为重要。上面我所讲的按揉的穴位虽然简单，但是给孩子传递的却是不尽的关爱。

## 8. 宝宝痛在身上，妈妈痛在心上——孩子口腔溃疡怎么办

出现口腔溃疡，嘴里边出了泡或是口腔黏膜发生局部性溃烂，咱们老百姓就会说，是"上火"了。上周，朋友打电话找我求助，说他的小孙子嘴里起泡了，这两天又哭又闹，白天不吃饭，晚上不睡觉，把全家人都折腾得够呛的。我当时就说，把孩子抱过来吧。

约半小时，朋友抱着他三岁的孙子来了。我见到他小孙子的时候，孩子的眼角上还挂着泪花。翻开小儿的嘴唇，我一瞅，好家伙，嘴里长了六七个溃疡，小的像小米粒，最大的像绿豆一样。口疮这么严重，别说是小孩子了，大人都受不了。

口疮是中医上的名字，其实就是我们常说的口腔溃疡。我在治小儿口疮的时候，选的是口、心、神门、内分泌、肾上腺这五个点。两只耳朵十个点，各用火柴棒按压三分钟左右即可。

在这里，选口点是为了调节口腔内的阴阳平衡，口疮是因为口中有火，按压口点可以增进唾液分泌，从而起到缓解疼痛的作用。选心和神门这两点，是因为中医认为"舌为心之苗"，口疮与心火旺盛有很大关系，选择这两个点可以从根本上消除心火，这样口疮会好得快很多。选肾上腺是因为肾主水、心主火，心肾相交即阴阳平衡，出现口疮则与心肾不交有关，取肾上腺可以增肾水，起到滋阴去火的目的。另外，口腔溃疡还与内分泌失调有很大关系，因此还要选择内分泌这个点。

另外，手上的劳宫穴是古代医家治疗口疮的常用穴，脚上的太冲穴具有消心火的作用。如果能同时按揉这两个穴各三分钟，效果更好。

我在给小孩子压耳穴的时候把医理跟朋友讲了一遍，叮嘱朋友每

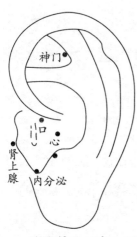

天晚上给孩子压耳穴。第二天，朋友打电话过来，说孩子安分多了，不闹人了。第三天，口疮已经消了一半了。第五天，向我汇报孩子已经痊愈了。

得过口腔溃疡的朋友都知道这种滋味不好受，不敢吃饭，餐桌上不管放多少好吃的都不能碰，那叫一个痛苦啊。所以平常我们要注意给孩子泻火，夏天可熬一些绿豆汤或是莲子粥，这些都可以清心泻火，生津止渴。平时要让孩子少吃辣椒，多喝米粥。

孩子得了口疮，可以用火柴棒按压他耳上的口、心、神门、内分泌、肾上腺这五个点。两只耳朵共十个点，按压三分钟左右即可。

# 第八章

# 当孩子遭遇意外伤害

## ——周氏急救按摩法

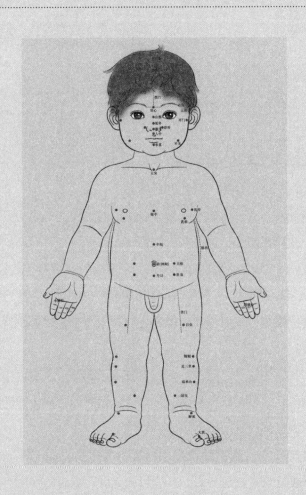

# 1. 孩子脚踝扭伤怎么办

脚踝是左右脚部血液流动的重要关口，人体下半身血液循环的畅通与否，对全身的气血流通影响很大。脚踝虽然柔软有弹性，但是外侧韧带极易损伤。

扭伤脚踝之后，要避免负重或行走，我常看见一些小孩子打球跑步扭伤之后，同伴们七手八脚地去给他揉，这样万万不可，会加重患者的痛苦。正确的做法是，迅速用冷水、冰块或凉毛巾进行外敷，这样可以使局部血管缩小，减少出血或渗血。当然这只是紧急处理，事后还要进行正规治疗，在这里介绍一下我的经验。

在下乡期间，有一次大家一起干农活的时候，有一个十几岁的小孩子不小心把左脚扭伤了，有个乡亲知道我在医学方面"有两把刷子"，就赶紧把我叫了过去。等我到的时候，孩子的内外踝已经又红又肿，痛苦异常，我当即在他的右手大鱼际部位找到一个痛点，强力指压八分钟。他的反应强烈，大声呼痛，但奇迹立即出现了，尽管脚背红肿并未消除，但脚痛已完全消失，他已能行走如常了。

此后，我又用这一方法为许多患者解除了痛苦。一般说来，伤后立即用此法医治，只需治疗一到两次，如若延误时间，形成慢性踝伤痛，就需指压两到三周，且不留后遗症。

脚内外踝扭伤，是指并未发生骨折下的扭伤，如已骨折，则需入院治疗，不可延误。骨折与否，一般可视红肿、痛苦的程度；如特别严重，就有骨折可能，不可大意。具体按压方法是：

一般右脚踝扭伤，取左手指压；左脚踝扭伤，取右手。这是关键，不可弄错。如果双踝皆伤则双手全取。取穴的方法，是在手的大鱼际下端，以压痛法取一个点指压，即哪里最痛即向哪里指压。用手按压时要将指甲修剪干净，以免伤及皮肤。指压时不可使用蛮力，而应均匀用力，使之有强烈的酸胀痛感，可以顺时针方向揉动100下，再逆时针方向揉动100下。以此反复三次，共揉动600下左右。

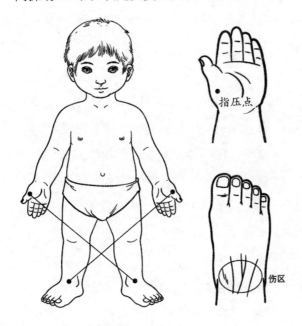

一般右脚踝扭伤，取左手指压；左脚踝扭伤，取右手。这是关键，不可弄错。如果双踝皆伤则双手全取。指压时应均匀用力，顺时针方向揉动100下，再逆时针方向揉动100下。反复三次，共揉动600下左右。

治愈之后至少在一周之内不干重体力活，不做剧烈活动，以免反复。如若发生反复，非但不易治疗，甚至留下后遗症，需向患者特别说明。

我在上海知青崔某身上也得到验证，崔某在水库劳动，右脚内外踝受伤，也是我一次治好，一直都无后遗症。

# 2. 孩子被鱼刺卡喉怎么办

鱼肉不仅味道鲜美，而且营养价值极高。蛋白质含量为猪肉的两倍，且属于优质蛋白，人体吸收率高。《海药本草》中记载鱼的功用有补肾益精，滋养经脉，止血，散瘀，消肿。治肾虚滑精，产后风痉等。

可就算是这样，现在很多孩子还是不喜欢吃鱼。与其说是不喜欢还不如说是不敢，因为很多孩子吃鱼的时候不会剔鱼刺，经常被鱼刺卡着喉咙，是吃怕了，只能望鱼兴叹。

这时候，家长还是要鼓励孩子吃鱼，原因很简单，不能因噎废食。

我曾经在一天内看过两个异物卡住喉咙的儿童。两个孩子，一位是鸭骨卡喉，一位是鱼刺卡喉，其咽喉疼痛难忍，已不能正常吃饭。我给取双侧耳穴咽喉、神门、肾上腺、内分泌、皮质下、枕，只压一次，便毫无痛苦地把问题给解决了。

有些医生不相信，其实很容易解释，压在咽喉穴上，自然会产生咽喉颤动，而神门等穴又有愈伤与止痛作用，当然立即奏效。

自本法在报纸上发表与收入书中之后，已有不少事例证明此法有效，完全可以排除咽喉异物侵蚀，实为保喉去痛的良方。

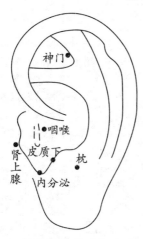

孩子被异物卡住喉咙的时候，可取双侧耳穴咽喉、神门、肾上腺、内分泌、皮质下、枕按压，以咽喉、皮质下为重点，每穴三分钟，只压一次，便能立刻奏效。

捏捏小手百病消

# 3.孩子手腕受伤怎么办

　　手腕是人体连接手掌和前手臂的部位，是我们活动中用到最多的关节，因此也很容易受伤，尤其是小孩子。我朋友家有个孩子，今年刚满十岁，非常淘气，平时根本就闲不住。有一次在学习溜冰时因为猛然倒地，右手出于本能反应，按住地面。这时候，右手的手腕因不能承受身体的全部重量，造成手腕受伤，当时只是感觉到疼痛，第二天整个手腕都肿了，比以前粗了一大圈。朋友知道我是解决这方面问题的"高手"，就带着孩子来家里找我。

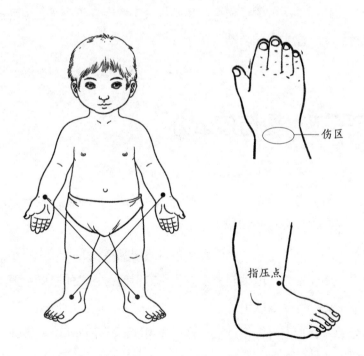

伤区

指压点

　　当孩子右手手腕部受伤的时候，在左脚的脚踝上就会产生一个相应的高升点，用手指压10分钟即可。左手腕受伤取右脚踝，右手腕受伤取左脚踝指压，前侧取前，后侧取后，左侧取左，右侧取右。

我在其左脚的脚踝前部，找到腕伤区的对应点，指压10分钟，孩子当时就说，疼痛减轻了大半。叮嘱朋友回家每天早晚再给孩子各按一次，第二天晚上红肿亦消退，手腕完好如初。

当右手手腕部受伤的时候，根据我的人体×形平衡法原理，在左脚的脚踝上就会产生一个相应的高升点，用手指压十分钟即可。左手腕受伤取右脚踝，右手腕受伤取左脚踝指压，前侧取前，后侧取后，左侧取左，右侧取右。

腕关节出现急性损伤的时候多见于冲击性较强的运动，如足球、篮球、滑板、溜冰等。再加上儿童正处在生长发育期，骨架正在生长。因此，在进行冲击性较强的运动和上肢负重运动时，孩子要特别注意预防腕关节损伤，可佩戴些护具，如训练手套、护腕绷带等。

要想使孩子的手腕免受伤害，预防是关键。要告诉孩子，运动前要做足准备活动，左右手腕转动约10分钟。

# 4.孩子被火烫伤怎么办

小孩子对火总是非常好奇的，总是想伸手探一探究竟。我自己的孩子就是这样，别人的孩子亦是如此。

前几天朋友家有一个10岁的孩子，看妈妈学做饭的时候，不小心烫伤了左手。朋友紧急打电话向我求救。我告诉他：在孩子右脚上找出相应点，按压10分钟就可以了。

10分钟后，朋友打电话过来，告诉我果然已经不疼了。我说，每天早晚再坚持给孩子各压10分钟，直至病愈。

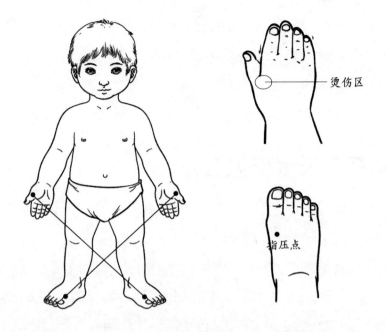

烫伤区

指压点

当右手手腕部受伤的时候，在左脚脚踝上就会产生一个相应的高升点，找到压痛点，用拇指按压十分钟即可。左手腕受伤取右脚踝，右手腕受伤取左脚踝指压，前侧取前，后侧取后，左侧取左，右侧取右。当然，不仅是手背，四肢皆是如此。

这个方法非常实用，由于烫伤比较突然，所以我们要迅速解决，我们不可能整天带着烫伤药。但是大家不要忘了，我们身体里可是有个大药房呢。

其实，被火烫伤和急性损伤的治法是相同的。根本还是我的人体×形平衡法。当右手手腕部受伤的时候，在左脚的脚踝上就会产生一个相应的高升点，用手指压十分钟即可。左手腕受伤取右脚踝，右手腕受伤取左脚踝指压，前侧取前，后侧取后，左侧取左，右侧取右。当然，不仅是手背，四肢皆是如此。左臂取右腿，右臂取左腿，左腿取右臂，右腿取左臂，找到压痛点，用拇指按压即可。

烫伤的滋味并不好受，有灼热的疼痛。这个时候我们要迅速给烫伤区降热，可用流动的自来水冲洗，这样可以带走热量。千万不要揉搓、按摩、挤压烫伤的皮肤，也不要急着用毛巾拭擦。之后再使用我上面所介绍的办法，对一些轻微的烫伤就能起到很好的效果。严重的话，还是要尽早去医院就诊。

# 5. 孩子前臂受伤怎么办

安庆刘女士家里有一个孩子，有一次在打篮球的时候被别的孩子撞了一下，前臂受伤了。我用×形平衡法对其进行按揉，很快就痊愈了。

小孩子爱动，身上经常磕一块碰一块的，这些都是成长的印记。好动是孩子的天性，作为家长不能扼杀孩子的天性，但是孩子受伤时作为父母也不能不管不顾。像平常的一些小毛病，扭着脚或手腕，或是前臂碰肿了，如果去医院肯定花销不少，但不管吧也不行，教给各位家长一招吧，又省力又省钱，非常适合治疗常见的外伤。

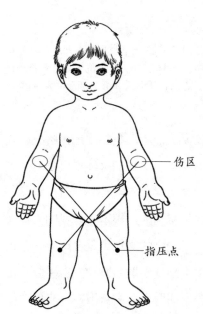

左肘下受伤取右膝下，右肘下受伤取左膝下，前侧取前，后侧取后，内侧取内，外侧取外，哪里最敏感就压哪里。

我前面已讲过了手腕受伤的治法，其实，前臂受伤的治法原则相同。左肘下受伤取右膝下，右肘下受伤取左膝下，前侧取前，后侧取后，内侧取内，外侧取外，哪里最敏感就向哪里压。此法可治各种损伤，包括急性损伤、刀伤、烫伤等等。

作为家长，孩子在活动的时候要进行一些预防措施，比如告知戴上头盔、护具之类的保护设备，之后就由着孩子去疯去耍，真的受伤了还有我教给大家的方法呢。

# 6. 孩子手肘弯部受伤怎么办

当孩子的肘关节受伤时，仍可用人体×形平衡法，左臂取右腿，右臂取左腿的相应点指压。前侧取前，后侧取后，内侧取内，外侧取外。压痛取点，哪里最痛就向哪里压。

当年这个方法我曾广泛用于大跃进运动时期，那个时候大家满怀激情地劳作，受伤的人也因此很多。我用这方法治好了许多肘部受伤的人。如今我将这个方法介绍给大家，希望大家铭记在心，为自己孩子健康的成长做出贡献。

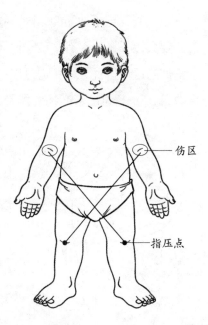

伤区

指压点

肘弯受伤时，左臂取右腿，右臂取左腿的相应点指压。前侧取前，后侧取后，内侧取内，外侧取外。压痛取点，哪里最痛就压哪里。

# 7.孩子腿抽筋怎么办

我小的时候，家里贫困，营养不良，长身体的那段时间夜夜小腿抽筋，因此印象非常深刻。

有些人觉得腿抽筋是正在长身体，没什么大不了的，吃些骨头就可以了。其实，出汗过多，疲劳过度，寒冷刺激等也可以引起小腿抽筋，如果频繁地出现，就应该引起重视。

朋友家12岁的孩子，夜里睡觉的时候经常出现小腿抽筋，我问其是否有其他不适，孩子说还有膝盖疼痛。

朋友问我孩子抽筋的原因。我说，小腿抽筋是一个很普通的现象，没必要大惊小怪的。有些孩子白天活动量比较大，造成腿部疲劳。当白天腿部的运动量过大或用力过度而造成疲劳，夜间肌肉紧张的状态未得到改善，过多的代谢产物未能及时代谢掉，就会刺激小腿引起小腿抽筋。还有的孩子，夜里睡觉的时候受凉，引起腿部的肌肉痉挛，同样会引起抽筋。再者，小孩子正处在生长发育期，正在长个子的时候，也容易小腿抽筋。

总之，小腿抽筋不算什么大病，家长不必过分担忧。

治疗小腿抽筋，我可推荐三种方法。

（1）取双耳上的神门、肝、脾、肾上腺、枕，用火柴棒进行按压。每点各三分钟即可。

（2）取双手上的肝、脾两点，用火柴棒进行按压。每点七到八分钟。

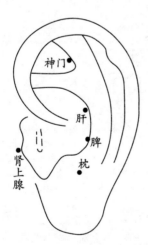

取双耳上的神门、肝、脾、肾上腺、枕，用火柴棒进行按压，以肝、脾为重点。每点按压三分钟。

捏捏小手百病消

这两种治法的道理都很明确，小腿抽筋多与骨、筋有关，中医认为，肾主骨，肝主筋，所以无论是耳穴还是手穴，都以肝为重点，就能对付小腿抽筋。

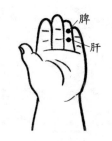

用火柴棒按压双手上的肝、脾点，每点七到八分钟。

（3）可根据×形平衡法取高升点。如果左腿抽筋，就取右臂上的对应点，右腿抽筋就取左臂上的对应点，哪个点最敏感压哪里即可。

朋友家的孩子用的是手穴之法，三天小腿抽筋即止。朋友很惊讶，没想到这么简单就治好了。

有什么可难的，大道至简！

# 8. 孩子习惯性脱臼怎么办

生活中常遇见胳膊脱臼的情况，一般在经过一番拉扯之后，胳膊会回复到原来的位置，感觉非常神奇。有的人在经过休养恢复后，再次做引发上次的类似动作时又会再次脱臼。这就可能是复发性脱臼，有一就有二，有二就有三。

一旦复发性脱位开始发生，后果就会非常麻烦。不管你平常怎样小心，它都会在你拉扯衣服、穿脱衣服、睡觉翻身时发生脱臼。这就会限制了许多肩关节的正常活动及动作。另外脱位的次数愈多，就会发觉肩关节愈易脱位，自己琢磨琢磨也就会把胳膊按上，当然关节的活动范围也就受到更多的限制，这是一个恶性循环，我们必须进行医疗干预。

合肥王先生拉着他刚学会走路的宝宝，由于用力不当，结果孩子的右胳膊伸不直了。到医院一检查，医生说脱臼了，然后通过手法才恢复。没过一个月，孩子跑着玩的时候摔倒了，王先生上前猛一拉，胳膊又脱臼了。有一次王先生拉着孩子上楼梯的时候，再次脱臼。

这其实是习惯性脱臼，在幼童中间是很正常的情况，很可能是外力造成肩关节脱位后留下的后遗症。人的肘关节是由肱骨、尺骨和桡骨构成的。婴幼儿桡骨正处于发育中，桡骨头和桡骨直径基本相等，受不当外力的牵拉影响很容易引起桡骨小头卡在环行韧带中，不能复位，形成"牵拉肘"。或者桡骨和尺骨向后脱位，引起脱臼。

治疗习惯性脱臼，有两种方法。

（1）取孩子双耳上的肾上腺、肝、脾、皮质下，用火柴棒进行按压，每个点三分钟左右，每天晚上一次即可。

（2）取孩子双手上的头顶点、脾、肝、肾，用火柴棒进行按压，每个点同样是三分钟。

用以上方法其中之一，坚持月余，小儿习惯性脱臼可自去。

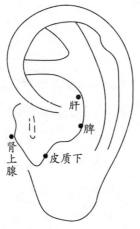

按压双耳上的肾上腺、肝、脾、皮质下，每个点按压三分钟左右，每天晚上一次。

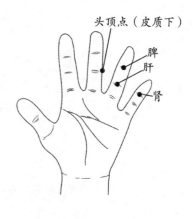

用火柴棒按压孩子双手上的头顶点、脾、肝、肾，每个点三分钟。

# 孩子气血充足，自然百病不生

## ——小儿血液系统保健按摩法

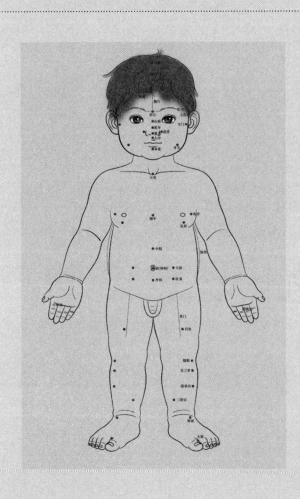

# 1. 让孩子强壮如虎的健身强体法

如今，几乎每个家庭都是一个孩子，都是掌上明珠，养育孩子成了每个家庭的头等大事。每位家长都希望自己的孩子能健壮得跟个小老虎、小牛犊似的，少生病。于是乎，家长给孩子买各种各样的补品，各种价格昂贵的维生素片，还有补锌的、补铁的、补钙的等等。最后发现家里花的钱不少，但孩子的身体状况并无很大的改观。其实，大家大可不必浪费过多的金钱，只要用功学习掌握一些开启人体大药库的知识就可以了。

我先前已经多次提到，人体是一个极其丰富的大药库，只要我们开启了这个药库，人体就百病不侵，要多强壮有多强壮。人们在这个过程，付出的只是学习的时间，得到的却是无穷无尽的财富。

现在我就向大家介绍一个补充孩子气血的"健身强体法"，不需要家长花一分钱，只要家长给孩子推拿。

（1）取双耳上的神门、肾、肝、胃、脾、心、肺、皮质下、枕，用火柴棒进行按压，以心、肾为重点，每个点二到三分钟，每晚一次。

（2）取双手上的肺、心、头顶点、脾、

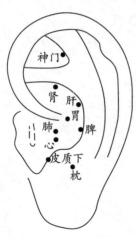

以心、肾为重点，每个点用火柴棒按压二到三分钟，每晚一次。再给孩子捏脊一次、压脐眼三分钟。

肝、肾、后头点、命门，用火柴棒进行按压，每个点二到三分钟，每晚一次。

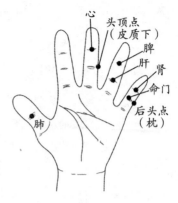

201

以上两个方法任选其一，最后再给孩子捏脊一次、压脐眼三分钟。

取肝、心、脾、肺、肾、胃等点，主要是为了调治五脏，让五脏更加健康。五脏是相生相克的，按压这些点，也有助于五脏之间的协调。中医认为，五脏是人体的根本，五脏与六腑互为表里，五脏好了，六腑的功能自然也好了。五脏对应着五神，五脏强健的时候人的精神状态也会非常好。五脏还对应着四肢百脉，五脏强健，气血的运行就会比较通畅。气血是人体营养脏器组织，维持生命活动的重要物质，只要气血充足，儿童整个身体就会非常健康，免疫力也会非常强。

用火柴棒进行按压，每个点二到三分钟，每晚一次。再给孩子捏脊一次、压脐眼三分钟。

第九章　孩子气血充足，自然百病不生——小儿血液系统保健按摩法

我就经常用火柴棒给我孙子用此法按压，孩子的身体明显跟其他同学不一样，脸蛋红润，气息均匀。班里的同学都得过流感、鼻炎、结膜炎等传染性疾病，孩子从来泰山不倒、岿然不动，大家都非常羡慕。

# 2. 白血病并不是不治之症

一农妇怀过10胎，一到五胎正常，六、七、八、九4胎，生下后小孩均患白血病，六、七、八3胎已亡，年龄均没有超5岁，现第九胎小儿已4岁，面临白血病晚期，此妇肚中又怀第十胎。形势是很严峻的，我曾拒绝为她治疗，但她四处求医碰壁之后，仍把最后的希望寄托在我身

上。此男孩奄奄一息，一张皮包着骨头，腹胀大如鼓，坚硬如石，高热40℃而不降。病家说："这是死马当成活马医，无论情况如何，你都是我们的大恩人！"他们着实山穷水尽，别无他路了，便答应试治。

我利用小儿推拿术。但有两大难题，一是降热，高热一定要降下来，否则孩子便会被活活烧死；二是要把肝脾肿大治消，使其恢复正常。按×形平衡法"四边有病中间平"的原则，我决定采取以捏脊为

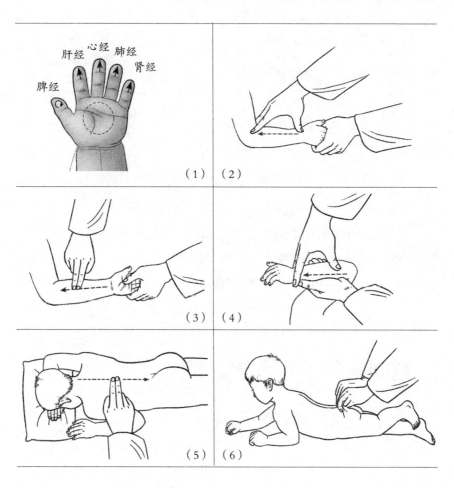

（1）取孩子左手，补脾土300次，清肝木、心火各200次，补、清肺金各150次，补肾水300次。（2）推上三关300次。（3）清天河水300次。（4）退六腑300次。（5）推脊柱300次。（6）捏脊5次。

中心的降热与消肿的医疗方法，先以推拿术摸小儿左手，补脾土300次（脾土为后天之本，此儿脾土严重虚弱，根本无法运化食物），清肝木、心火各200次（此两穴有清火、降热功能，此儿阴虚阳亢已到极点），补、清肺金各150次（热生于肺，清肺有降热作用，鉴于此儿肺金极虚，故而补清结合），补肾水300次（补肾水相当于吊盐水与葡萄糖，也有健体与降热作用），推上三关300次（此穴有发汗降热作用），清天河水300次（此穴是退热要穴，还有宁心与安眠之作用），退六腑300次（此穴大寒，相当于中药之犀角、羚羊，非40℃以上之高热，不可轻用），推脊柱300次（从颈椎向下一直推到尾椎，此穴为退热要穴），捏脊5次（从尾椎骨一直捏到发际，此穴为消除肝脾肿大之要穴，并有医治百病与抗癌作用）。有人说"时医治病尾"，也许我是很走运的时医吧！

一周之后，此小儿体温完全恢复正常，20天之后，肝脾肿大消失，腹部完全恢复正常，只是在两星期时，发生腹泻，原来因脱肛留不住大便，在长强穴上扎了一针，腹泻就好了。也就是说20天我就击退了白血病病魔，使孩子康复，本打算再压20天的，但因淮南家中小儿心脏病发作，我不得不请假回家。

此儿健康活泼地活了4个半月，忽因感冒高热，转成肺炎，不治而死，死时腹部正常，无白血病症状。

另一件事，秋天田野有成熟之枸杞子，我嘱此妇大量生服枸杞子，此妇甚信我言，吃下大量枸杞子（无法计算数字），第十胎母子平安，小儿也不再患白血病。

实话实说，小儿如不死亡，当然更足以证明×形平衡法、小儿推拿术确实可抗白血病。死亡了，同样说明×形平衡法、小儿推拿术是白血病的克星。而吃了枸杞子后的孕妇，不但自己身体好了，孩子也不再患白血病了，这也是很有参考价值的，也不妨以中药枸杞子来治一治白血病。

# 3. 我彻底治愈小女的顽疾——先天性心肌炎

我的两岁小女，因先天性心肌炎急性发作而休克，两次送医院急救，使得我把重点放到她身上。因年纪太小，扎针不易，只好采用小儿推拿术，取左手补脾土300次，清肝木200次，清心火200次，补肺金300次，补肾水300次，揉内关与三阴交各300次，捏脊1次（从尾椎骨向上捏，每次捏5遍），这样，一共坚持推拿5个月，是我为小女治病最长的一次，虽未彻底治好，但随后的17年都没有再发作。

直到她19岁考大学时发作，我才用×形平衡法彻底治好了她的病。按×形平衡法原理，上、下、左、右、中，我非常重视这个"中字诀"，所以坚持为她捏脊，看来这个捏脊对于稳定与改善病情的作用是很好的。耳穴取双侧心、小肠、交感、神门、肾上腺、内分泌、皮质下、枕。

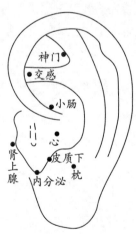

取双侧耳穴心、小肠、交感、神门、肾上腺、内分泌、皮质下、枕，每点按压三分钟，每天一次。

如果说有教训的话，一是疗程太短，如果改成一年，是有可能彻底治好的，因此病还是在幼儿期治最好，越是年长越难治。二是捏脊没有坚持下去。捏脊效果好，既简单又安全，如果小女从此坚持捏脊数年，乃至十数年，此病也可不治而愈。

在这里，我不妨告诉有先天性心肌炎儿童的家长，你们如能采用小儿推拿术加以配合则更好，如不懂又不会用小儿推拿术，就坚持捏脊吧！那是有百利而无一害的。经验是长期积累的，如今先天性心肌炎在我眼中已不再是什么不治之症了。

这是稳定与改善先天性心肌炎，用小儿推拿术的唯一病例。

# 4. 举手之间就能治病——孩子流鼻血怎么办

中医讲肺司呼吸，开窍于鼻，流鼻血是因为肺燥热血热引起的顽固性疾病，对人体的损害相当严重，如治疗不当的话会诱发鼻黏膜萎缩、贫血、记忆力减退、视力下降等，影响孩子的学习。

讲流鼻血事要从儿子说起，儿子从小寄居在岳母家，那时就经常流鼻血，岳母不知用了多少办法也治不了，一直到成人。孙女流鼻血是有遗传因素的，开始，媳妇并不在意，后来有一次实在止不了，保姆就将她抱到我的住处来，我取双侧耳穴，用火柴棒压，取内鼻、额、神门、肾上腺、内分泌、皮质下、枕，以内鼻、额、皮质下为重点，一次压完，当即止血。只治疗一次，从此孙女流鼻血病彻底好了，再也没有发作过。

我之所以把此小病也写出来，是因为我觉得一是治儿子的流鼻血，费了九牛二虎之力，也无济于事，而孙女只不过一次耳压，一举手就治好了，证明耳压之奇妙与神奇，实在值得推广。二是在我治病实践中不乏一次治愈之病例，几乎全是在严重发作时治的，甚至是生命垂危时治的，由此可以证明治病在发作严重期治，可以收到事半功倍之效。

慢性病与急性病是可以转化的，一般说来

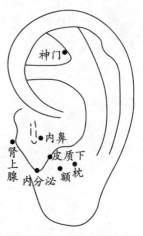

内鼻、皮质下、额为重点耳穴，可多按一次。

慢性病治疗的效果慢，而急性病治疗的效果则快，也常常较理想；慢性病急性发作之时，也就转化为急性病了。所以治疗效果也就等同急性病了。此是我个人拙见，未必正确，写出来仅供参考。

　　一个根本问题还是要准确地找到"相应高升点"，这个"相应高升点"乃是×形平衡法之灵魂，只有找到它才能调动神奇平衡力，安全而又迅速地治好疾病，奇迹也常常是在这种情况之下创造的。

# 5. 富贵宝宝也会得穷病——孩子贫血怎么办

捏捏小手百病消

　　从几个月的婴儿到十几岁的孩童，都可以出现缺铁性贫血。婴儿缺血，多与食物里缺乏足够的铁质有关，比如说，有些孩子在出生后八九个月仍以母乳为主，不吃些蛋类和鱼，就会出现铁不足，从而导致贫血。学龄前的儿童，有的因为爱吃精白米，不喜欢吃鱼、蛋以及绿叶蔬菜，使铁质不足而引起贫血。当然，生长发育比较快也是一个很重要的原因。一般来讲，孩子在婴儿期生长发育迅速。3～5个月为初生时体重的两倍，1岁时为初生时体重的3倍，若是早产儿则体重增加更快。由于体重的增加血容量也迅速增加，这时容易发生缺铁，引起贫血。

　　小孩贫血的时候，可分三步走。

　　第一步，取双侧耳穴上的肾、肝、小肠、膈、胃、脾、皮质下、内分泌，用火柴棒进行按压，每个点二到三分钟即可。

　　第二步，取手上的胃肠点用火柴棒进行按压，左右手各三分钟就可以了。

　　第三步，取手腕上的内关穴和小腿上的三阴交，用手指按压三分钟。

此法在调治小儿缺铁性贫血的同时，对小儿整个身体的体质也是一种很好的调理。

还要提醒家长的是，很多小儿贫血都是吃出来的毛病，孩子的饮食不够全面所致，因此，家长在生活中可以多给孩子吃一些含铁丰富的食物，比如婴幼儿可以多吃些蛋黄、橘子汁、菜汁、菜泥、肝泥、肉泥及铁强化食品（如铁强化的奶粉、米粉、面粉）和铁强化配方奶。儿童可

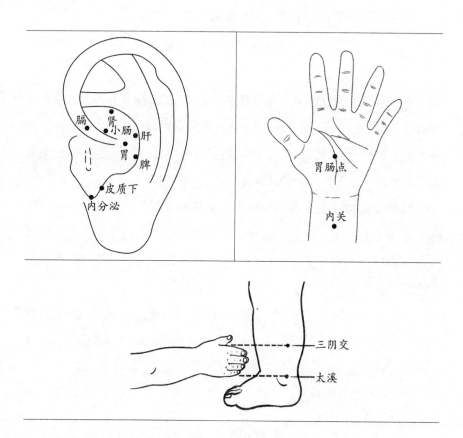

压耳穴、手穴，并配合按压内关和三阴交，不仅能缓解孩子患缺铁性贫血的症状，对孩子的体质也是一种很好的调理。

以多吃些肉末、鱼、豆腐、肝、瘦肉、豆制品、动物血、小米、高梁、玉米、绿叶蔬菜、黄红色蔬菜、黑木耳、海带、紫菜等等。

朋友家的孩子，虽然白白胖胖的，但是脸色发白，不好好吃饭，烦躁不安。在确定为缺铁性贫血后，运用此法，月余即愈。

# 6. 对付疑难杂症，恒心比药方更重要
## ——治疗血小板减少性紫癜

在一次义诊的过程中，有一位家长愁眉苦脸地坐在我面前，告诉我他的女儿患了血小板减少性紫癜。我在给其女进行检查中发现，孩子双腿上有对称的出血点，用手按压不退色。那位家长说，已经跑过很多家医院了，医生说不好好治的话，还会造成肾脏损害。

我告知那位家长，血小板减少性紫癜治疗起来确实比较棘手，但是也不是无方可寻，最重要的是，家长要有信心、有恒心。血小板减少性紫癜特点是血小板显著减少，可出现出血性症状，像鼻出血、牙龈渗血等。

中医认为此病为"血症"范畴，病因是由于热毒炽盛，气不摄血致使血妄行，或是因为肝实脾虚。在治疗上选择清肝扶脾，滋阴降火，益气养血。我在长年行医中常采用以下几个方法。

（1）取双耳的神门、交感、肾、肝、脾、心、膈用火柴棒进行按压，每点3分钟，每天一次。

（2）取双手的心、脾、肝、肾四点用火柴棒进行按压，每点3分钟，每天一次。

（3）取双曲池配双血海。屈肘，曲池穴在肘弯纹终点处；以掌心向膝上，大拇指尖到达的内侧终点处即是血海。用拇指进行按压，每穴3分钟。

（4）捏脊一遍。

我让那位家长回家操作1个月，1个月之后他打电话给我，说带孩子到医院检查，医生说各项指标已经正常。我当时心里也是非常激动，回复他让他继续坚持，可减少至两天一次。

有些病，看起来确实挺吓人的。但是凡事都怕有恒心，不是有句对联说吗，"贵有恒，何必三更睡、五更起；最无益，莫过一日曝、十日寒"。

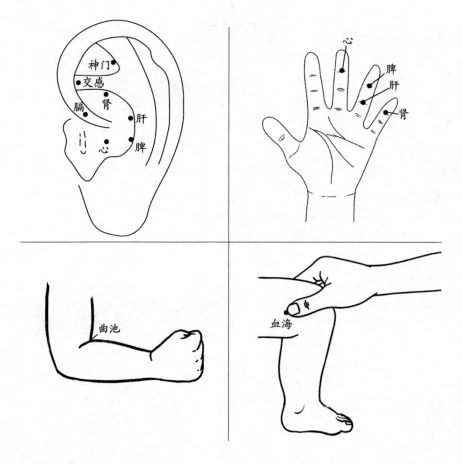

# 父母是孩子最好的保健医生

## ——小儿其他常见病按摩法

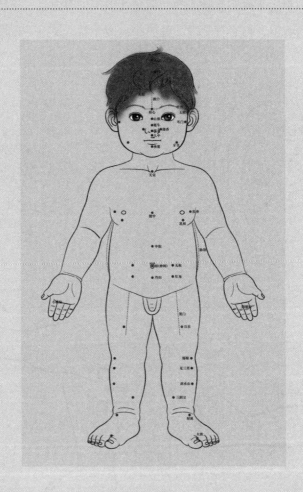

# 1. 一招根治三大常见皮肤病——孩子得了荨麻疹、痱子、日光性皮炎怎么办

一、痱子。痱子大家都不陌生，即使自己没有得过，身边的人也一定得过。算得上是夏天最多见的皮肤病了。还记得老人们常说，只要你得了一次痱子，以后每年夏天就会得，感到甚是奇怪。

患者脖子、额头等处会出现针头大小的红色丘疹或丘疱疹，密集成片，生了痱子后剧痒、疼痛，有时还会有一阵阵热辣的灼痛等表现。痱子的形成是由于夏季气温高、湿度大，身体出汗过多，不易蒸发，中医上讲叫暑湿蕴蒸，汗泄不畅。避免宝宝长痱子的办法就是多给宝宝洗澡，保持皮肤清洁，保持室内空气流通，穿衣时选择宽大的衣服，烈日下不要活动。

二、荨麻疹。荨麻疹系多种不同原因所致的一种常见皮肤病，发病之初也是一个字痒。部分患者可出现腹痛腹泻，甚至窒息。主要是食用了一些不卫生食物引起的过敏反应。中医上认为主要是血热。预防上要注意饮食，不要吃过于酸辣的食物，注意室内卫生，保持周围环境有新鲜的空气。

三、日光性皮炎。日光性皮炎，是由于皮肤暴露部位因日光过度照射后，在暴露部位引起的皮肤急性光毒反应。古人把这认为是暑毒所伤，应凉血去暑。患病后每于阳光照射后，皮损明显加重，痒感也会加剧。

第十章 父母是孩子最好的保健医生——小儿其他常见病按摩法

荨麻疹、痱子、日光性皮炎，从西医发病机理角度来讲的话，是风马牛不相及的三种病。但是，从中医角度讲，它们就是"亲戚"了，这三种病都是儿童常见的皮肤病。都是由风热之邪引起的皮肤疾病，治疗的时候都需要以清热、止痒、散风为治疗原则。

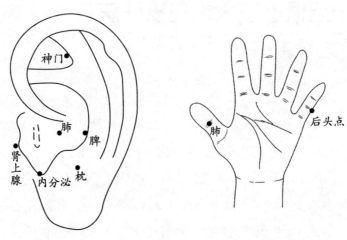

　　二法可任选其一。压耳穴疗法：以肺、内分泌为重点，加上脾、枕、肾上腺，每点按压三分钟。推手穴疗法：取小儿左手的肺、后头点，每天揉300次即可。

　　在取耳穴治疗这三种病的时候，应以耳压肺、内分泌为重点，可以清肺脏之热，调理内分泌系统。另外，加上脾、枕、肾上腺，就能起到较好的效果。如果是推手穴的话，可以在小儿左手的肺、后头点，每天揉300次即可。这个方法不仅可以调治以上三种皮肤病，还可以调理内分泌系统，增强小儿机体的免疫力，有助于抵抗风热之邪的入侵。

　　我要提醒家长注意的是，以上三种皮肤病发作时，均是以红点、瘙痒等为症状，小儿自制力比较差，会不自觉地用手去抓挠。所以，家长应当坚持用压耳穴的方法，尽早给孩子治好此类疾病。

# 2. 治病之前先止痛——孩子得了胆道蛔虫病怎么办

有一天凌晨2时左右，我突然被急促的敲门声叫醒，原来要让我去邻村抢救一个急性腹痛的7岁儿童。我看家长神情焦虑，知道一定是非常严重，便二话不说带着针具匆匆赶去了。

进门之后，我看见床上的孩子，面色苍白，大汗淋漓，早已哭得没有气力了，躺在床上双手按腹低声地抽泣。我刚坐在床边，他便呕吐起来。透过昏暗的灯光，我看见吐出来几条蛔虫。

这我就可以断定，这个孩子患的乃是胆道蛔虫急症。我急取双侧耳穴针刺，取胆、皮质下、神门、交感、肾上腺、枕。但是仍无法镇痛，我便考虑×形平衡法，取双胃肠点配双足三里，疼痛立即得到了缓解，但直到两小时之后，患者才完全止痛，我建议孩子的父母赶紧带他去医院检查与治疗。

经过我的实践，双胃肠点配双足三里的×形平衡法，乃是治腹痛之通用穴，这次幸亏有它才能解危，此后，我常用它去救急。但家庭中如遇胆道蛔虫急症，虽不妨急救，但决不可拖延时间，宜急送医院。

胆道蛔虫病以儿科和青少年比较多见，常有驱蛔虫史，这主要跟青少年的个人卫生习惯有关，二便之后不洗手，饭前不洗手等不良习惯。它的主要

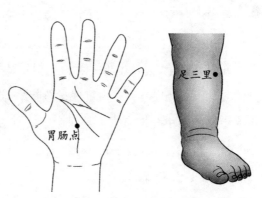

经过我的实践，双胃肠点配双足三里的×形平衡法，乃是缓解腹痛的通用穴。

症状是腹痛，可以突然发生剧烈的上腹部疼痛，呈阵发性，持续一定时间后可自行缓解，间隙期可以完全不痛。常可伴恶心、呕吐，常见有吐出蛔虫者。

在这里我要强调的是，胆道蛔虫病常见，尤其是农村发病率更高。预防本病必须先要预防肠道蛔虫病。作为父母要培养儿童养成良好的卫生习惯，不吃不洁之生菜果，防止病从口入。有肠道蛔虫症时，给予定期驱蛔治疗。

胆道蛔虫病在交通闭塞地区临时急救是可以的，但本病应立即送医院抢救，免误时机，特此说明。

## 3. 为早产孙女保命——小儿推拿术让孩子健康一生

在婴儿死亡比例中，早产儿的死亡所占的比例比较大。这是由于早产儿各器官系统尚未发育成熟，生活能力差，容易导致疾病，像肺部疾病、颅内出血等等，还可留下智力障碍或神经系统的后遗症。最重要的是早产儿存活率比较低，因此我们首先要做的便是保命。

儿媳妇怀孕7月就生下一女，这明显是早产了。孩子生下来体重不到两公斤，吸奶便吐，生命难保，看着娇弱的小孙女，我心急如焚，于是决定试着用小儿推拿术为其保命。其方法为：每天捏脊1次，补脾土200次，清肝木、清心火各100次，补肺金200次，补肾水200次，揉板门150次，推上三关150次。

坚持两月之久，此婴之病终于治好，健康成长。由于长期为其捏脊，此女长大之后，发现消化系统功能非常好，从来不闹肠胃病，其母

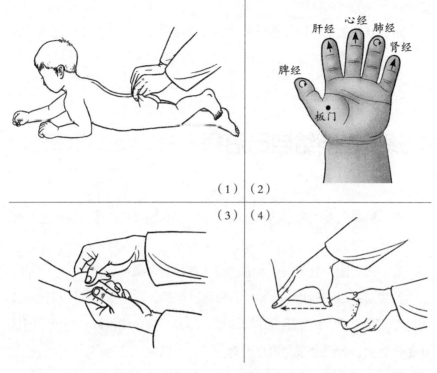

（1）　（2）

（3）　（4）

（1）每天捏脊1次。（2）补脾土200次，清肝木、清心火各100次，补肺金200次，补肾水200次。（3）揉板门150次。（4）推上三关150次，自下往上推。

称她为"铁胃"。

　　我之所以把此例写出，是想告诉母亲们，如果在儿时就用小儿推拿术为孩子健康服务，尤其是用捏脊法，非但孩子能健康成长，而且受益一生。

　　中医的小儿推拿术，实在神妙无比，近年来我坐下来沉思默想，对我的医疗法又增添了八个字评价，即是"有心抗病，无力回天"，有了有心抗病这一条，就有信心与希望，但是生老病死乃人生之规律，是避免不了的。譬如，心脑血管病人，无论你医术医法如何高明，总无法完全恢复未发病时的健康水平，无法像正常人那样生活，这是注定的，要求太高，就会失望，但你不可失去信心与希望，努力改善他的健康状况与水平，则是完全可能的，真情是可以出奇迹的。

# 4. 孩子也能给自己治病——10岁男孩自治怪病

在老戴等朋友的热心倡导与帮助下，在合肥市成立了人体×形平衡法的咨询、交流小组，只要方便，大家就坐在一起交流治病的体会。

有一次交流，会上一个专家述说了这样一个病例。

他说前一段，他为一个10岁男孩做过会诊，这个孩子成天裤裆湿漉漉的，不是遗尿，症状跟漏尿很相似，却又不完全像漏尿，他也不能确认是什么病，各位专家会诊也没有办法。所以就无法治疗，前几天他又来找到我，他说自己感觉好点了，想让我再给他看看。

我在望闻问切一番后，真的发现孩子的病情确实有了变化，我知道这里边定有高人插手。果然孩子说他在回家后去了一趟奶奶家，奶奶教他一个按摩方法。我忙让他把按摩点给我说一下。原来他奶奶给他取双侧耳穴膀胱、睾丸、肾上腺、内分泌、神门等穴位，配合捏脊，耳穴由小孩自己暑假期内自压，捏脊由母亲帮助。我仔细想想，发现这种治法跟人体×形平衡法如出一辙。

在整整压穴一个月后奇迹出现了，这怪病竟然好了。后来我专门拜访了老奶奶，原来老奶奶以前也是一名医生，后因政治原因也就废弃了，邻里有什么小毛病都是找她按摩一下就好了。

这罕见的病例，也不知何因，花钱不少，又无法治疗，家人思想负担特别重，现今用×形平衡法竟轻而易举地治好了。奶奶成了家中的

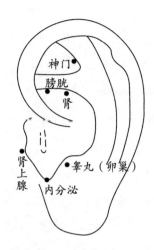

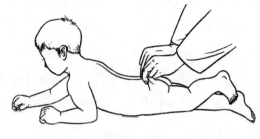

取双侧耳穴膀胱、睾丸、肾上腺、内分泌、神门、肾，以肾、膀胱为重点，每个点指压3分钟，配合每天捏脊5次。

保健医生，小孩也会自己动手治病，把治病这个看似复杂的事情简单化了，简直令人难以相信。

世间没有神仙，也没有救世主，只有自己与疾病斗争才能创造出奇迹。

我听后也感慨万千，其实许多有用的治疗手法或是神医都在民间，他们长期的实践经验，开阔了他们的思路，要想学好中医必须下基层。

# 5. 找到尔晋穴，孩子再也不会晕车（船）

在生活中，晕车晕船的人不在少数。很多人就是刚坐上车没多久就觉得头晕，上腹部不舒服，感觉有块石头压在上边，呼吸不顺畅，恶心，出冷汗甚至呕吐，尤其是碰见颠簸比较厉害的车会感觉加重，下车休息一会，呼吸一些新鲜空气就好了，这种情况就是晕车。

现在，咱们国家的经济越来越发达，大家也越来越富有了。为了让孩子拥有更丰富的见识，很多家长都会经常带着孩子外出游玩，但是，如果有的小儿有晕车晕船之症时，孩子少了外出的机会，也少了开阔眼界的机会，实在可惜。

容易晕车的人在坐车时可以通过改变外因来预防，如坐车之前不要吃太多也不要吃太饱，不要紧张，不要总想着会晕车，保持充足的睡眠，可以通过聊天来分散注意力，可以选择听歌或是睡觉。

根据我多年的经验，在手背第二、第三手指掌骨间，掌指关节后一横指处（即落枕穴后）有一治疗晕车（船）的特效穴，即尔晋穴。

此穴在经络穴位书中无记载，是戴先生在学习人体×形平衡法后为治吸入冷风而导致呕吐时无意中发现的，并经众多患者实际验证，疗效可靠而稳定，可以说是穴位单一好记，方法简单易行，疗效奇特极快，推广普及方便。按压穴位时应注意的是：

（1）须剪平施术手的大拇指指甲，免损伤被压穴位的皮肤。

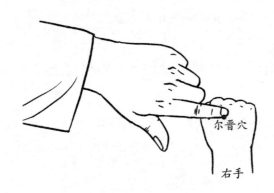

右手

尔晋穴

尔晋穴是治疗晕车（船）的特效穴，压住穴位不要动，很快就会缓解和痊愈。此穴位双手双脚的对应点均有，一般压一个手穴就可以了，严重的也可压双手和双脚的对应点。

（2）拇指尖要压在二、三手指掌骨间，不要横压在二、三手指掌骨上，在感到有"晕"现象时压穴效果最好。

（3）一般用自己右手大拇指按压自己的左手穴位，即要压在高升点即最痛点（或酸）上，这样才有效。按压力度以能承受为好，不痛则无效。

（4）压住穴位不要动，时间不限，一般很快就会缓解和痊愈。

捏捏小手百病消

（5）此穴位双手双脚的对应点均有，一般压一个手穴就可以了，严重的为增强疗效，也可压双手和双脚的对应点。

（6）没有男左女右之分。

# 6. 小小火柴棒，也能建奇功——孩子得了腮腺炎怎么办

　　小儿得了腮腺炎后，面部就像打肿脸的胖子，故腮腺炎在民间称为大嘴巴。我见过很多例腮腺炎的患儿，记得我曾经在报纸上看到过一则新闻，上面说，由于一个患儿得了腮腺炎，没有及时治疗，结果班里的二三十个小朋友都被传染上了，出现了发热、头疼、浑身没劲儿等症状，耳垂下面腮腺的部位还会出现肿大。

　　其实，腮腺炎是由腮腺炎病毒侵犯腮腺引起的急性呼吸传染病，是儿童和青少年中常见的呼吸道传染病。家长们不要过度恐慌，还可以乐观地说这是好事。我知道你们一定会质问我，孩子得了病那么痛苦，你

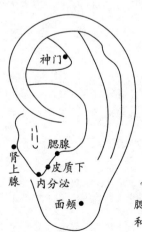

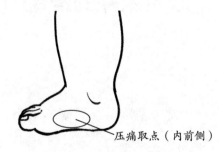

压痛取点（内前侧）

　　左腮肿就在右脚取"高升点"，右腮肿就在左脚取"高升点"，指压七到八分钟。也可以用火柴棒压耳穴腮腺、皮质下、内分泌、肾上腺、面颊、神门，以腮腺和皮质下为重点，每穴三分钟。

怎么还说这是好事呢？因为大多数得了这种病，可以终身免疫。

一旦孩子被确诊为腮腺炎，患儿应立即采取隔离措施，躺在床上睡觉。不要吃酸性等刺激性食物，因为这些食物易刺激唾液腺分泌，导致局部疼痛加剧，宜吃软而淡的食物，多饮开水，保持口腔清洁。

儿童出现腮腺炎的时候，中医的治疗原则是清热解毒、散结消肿。可以运用人体×形平衡法，左腮肿就在右脚取"高升点"，右腮肿就在左脚取"高升点"，进行指压，各压七到八分钟。

也可以用火柴棒压耳穴。压耳穴的时候，以腮腺和皮质下为重点，还可以加上内分泌、肾上腺、面颊、神门。压的时候要一个一个穴位来，每穴三分钟。

在这里，以耳穴上的腮腺和皮质下为重点，腮腺是发病的病根，是必取之穴。

另外，腮腺炎常常以脑膜炎、多发性神经炎为并发症，因此取皮质下可以调节神经功能的作用。另外，皮质下还可以调节大脑皮层的兴奋性，有镇静、消炎退肿的作用，还可以抑制腮腺炎的部分症状。

# 7. 妙用太冲的神奇力量——孩子小肠串气怎么办

我下乡期间，曾遇一患儿腹痛，大哭不止。其父告诉我，孩子有疝气，以前就出现过很多次这样的情形，但是这次不一样，孩子似乎是痛得太厉害了，一直哭个不停，还呕吐了几次。

我把患儿的裤子脱下，在其腹股沟处摸了摸，发现有一明显的小肿块。这就是中医上讲的小儿猝疝，是很常见的一种儿童疾病。疝气是人体组织或器官一部分离开了原来的部位，通过人体间隙、缺损或薄弱部位进入另一部位，俗称"小肠串气"。

猝疝，从中医上讲，可以通俗地认为，是小肠里的气乱窜，治疗的时候，得把"气"给消一消。

我思考了一会儿，想到一个穴位，那就是在脚面上的太冲穴。这个穴位是肝经上的一个穴位，位于脚面上大脚趾和第二个脚趾之间，向脚腕方向三指宽处。

太冲，太，大也；冲，冲射之状也。按揉这个穴位，可以疏通肝经，让体内的旺盛之气减少，从而起到治病的作用。并且，在中医小儿推拿中，太冲穴经常被用来治疗腹胀、呕逆、胁痛等肝胃疾病。而腹股沟正是肝经循行过的部位，所以，按揉这个穴肯定会起到一定的效果。

于是，我就用左手抓着小儿的脚，右手大拇指在小儿的太冲穴上揉动。揉了约七八分钟的样子，孩子的哭声渐止。我自己都没有想到，按揉太冲穴竟然能起到这么好的效果。

此是我治疗的唯一一例疝气患儿，仅供家长参考。

很多人都应该知道这个故事：人的头盖骨，结合得非常致密，坚固，生理学家和解剖学者用尽了一切方法，要把它完整地分出来，都没有成功，后来有人发明了一个方法，就是把一些植物的种子放在要剖析的头盖骨里，给它适当的温度与湿度，使种子发芽，一发芽，这些种子便以可怕的力量，将一切机械力所不能分开的骨骼，完整地分开了，植物种子的力量太大了。

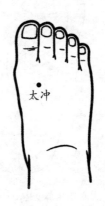

太冲

在中医小儿推拿中，太冲穴经常被用来治疗腹胀、呕逆、胁痛等肝胃疾病。

我在这里想告诉大家的是，按照×形平衡法原理进行穴位推拿就相当于故事中的种子，只要你运用得当，它将发挥惊人的力量。

# 8. 急性病大多都是纸老虎——孩子得了惊风怎么办

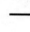

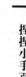

一位女士来信向我咨询，说自己的孩子三岁了，平时跟正常的孩子一样。但是一发烧，就双眼翻白，全身僵硬，不哭也不闹且面无表情。但是，小孩子的呼吸非常重，也非常"艰苦"。也到医院去检查过，医生说这是惊风，也就是民间所说的抽风。但是治疗了一段时间，也没什么效果。

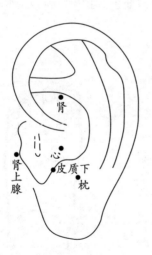

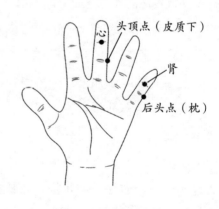

可以选择压耳穴的心、肾、皮质下、枕、肾上腺，每穴按压三分钟。也可以按揉体穴，手穴可选心、肾、头顶点和后头点，脚穴可选隐白、商丘、金门、然谷。每点按揉300下，每天一次。

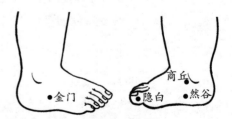

其实，惊风是小儿时期常见的一种急重病症，以临床出现抽搐、昏迷为主要特征。又称"惊厥"，俗名"抽风"。任何季节均可发生，一般以1～5岁的小儿为多见，年龄越小，发病率越高。病情往往比较凶险，变化迅速，威胁小儿生命。所以，古代医家认为惊风是一种恶疾。如《东医宝鉴·小儿》中说："小儿疾之最危者，无越惊风之证。"《幼科释谜·惊风》也说："小儿之病，最重唯惊。"惊风跟很多病一样，在急性期发作的时候是急惊风，如果急性期时没有处理好，那就变成慢惊风了。

对于小儿慢惊风，中医认为多与突受惊吓导致气机不畅、阴阳不合、脑窍闭塞有关。肾主恐，所以出现小儿慢惊风的时候肾脏肯定有问题。另外，心为五脏之主，主神明。再者，病根发生在大脑上，所以大脑皮层的皮质下也应选上。所以，治疗的时候应以心、肾为主。

在压耳穴的时候，可以选心、肾、皮质下、枕、肾上腺来进行按压，每穴三分钟。

如果是小儿手部推拿的话，可以选心、肾、头顶点和后头点进行按揉，每点各300下，每天一次。脚穴可选隐白、商丘、金门、然谷。隐白位于大脚趾趾甲内侧0.1寸处；商丘位于内踝前下方凹陷中，当舟骨结节与内踝尖连线的中点处；金门位于外踝前缘直下，骰骨下缘处，即脚外侧脚踝骨与脚底板之间的位置；然谷位于脚内侧足弓弓背中靠前的凹陷中。

我把治法告诉那位女士，她按照我说的，进行的是手穴和脚穴的推拿。她每天晚上都亲自给孩子做推拿。三个月后她给我来信，说孩子中间发过一次烧，没有再出现慢惊风了。另外，孩子的体质也比以前好了，吃饭香，睡觉也比以前香了。

其实，有些病发作起来很吓人，但是根本就是个纸老虎，一捅就破。

## 9. 治外病更要治心病——孩子遗尿怎么办

小儿3岁以前晚上尿床，是再正常不过了。但是如果3岁以后还尿床的话，那家长就要注意了，看孩子是不是有遗尿症，并且尽早进行调治。

遗尿症在儿童期较常见，一般来讲，六七岁的孩子发病率最高。遗尿症的患儿，多数能在发病数年后自愈。但也有部分患儿，如未经治疗，症状会持续到成年以后。有很多家长觉得，孩子尿床不算什么大毛病，长大就好了。实则不然，经常尿床的孩子，内心会有强烈的自卑感，性格上也相对孤独，不愿跟同龄孩童进行积极的交流。如果家长仔细观察的话，会发现那些尿床的孩子大多性格内向，很少有特别活泼的。

关于小儿遗尿，现在西医还没有研制出一种特效药，也没有什么较好的解决办法。而中医治疗的效果却比较好。中医认为，小儿遗尿与小儿的脏腑功能发育不完善有关，如膀胱发育延迟等。遗尿的病根看似在膀胱，但是别忘了，肾与膀胱相表里。所以，当"下元虚寒，肾气不足"的时候，就不能温养膀胱，膀胱气化功能失调，闭藏失调，不能约制水道，从而导致遗尿。另外，正常人在夜间时，会被尿憋醒，而尿床的小儿则不会。所以，这还与小儿大脑的中枢神经反应有关。

所以，小儿遗尿应当以求治肾、膀胱、皮质下为主。耳穴选肾、膀胱、皮质下、枕，用火柴棒进行按压，每穴三分钟。手穴选神门、少府、肾、命门、头顶点、后头点，脚穴选三阴交、大敦、行间，效果较好。

其他穴位前面我都介绍过多次，在这里只说一下少府、大敦和行间的位置。少府位于手掌面，第4、5掌骨之间，握掌时小指尖所在的位置即是。大敦和行间都是肝经上的穴位，且相邻，大敦穴位于大脚趾末节外侧，距趾甲角0.1寸。行间穴在大脚趾与二脚趾合缝后赤白肉分界处凹陷中，稍微靠近大脚趾边缘。

有一次在读者交流会上，有个家长跟我沟通，说自己的孩子10岁了，现在正在读四年级，因为有遗尿的毛病，从来没有离开过父母。学校组织外出旅游，孩子从来不愿意去，就害怕尿床让同学们知道。

我就在孩子的耳穴上取肾、膀胱、皮质下、枕，贴上王不留子，让那个小孩子每天压这些点，有空就压，每个点不能少于300次。孩子很听话，三个月后，孩子尿床的毛病就没了。

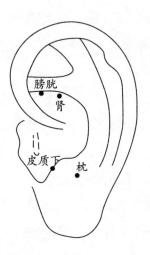

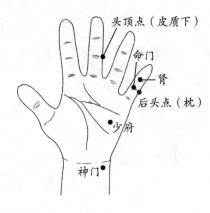

针对小儿遗尿，耳穴应选肾、膀胱、皮质下、枕，以肾、膀胱、皮质下为重点，用火柴棒进行按压，每穴三分钟。手穴选神门、少府、肾、命门、头顶点、后头点，脚穴选三阴交、大敦、行间，效果较好。

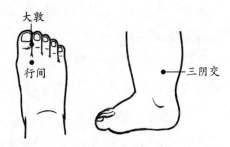

## 10. 再疑难的病也有方法治——孩子鸡胸怎么办

小儿龟胸也叫鸡胸，学名叫佝偻病，最明显的症状就是胸骨向前隆起。小儿患了鸡胸不仅会影响心肺功能，降低呼吸器官的抵抗力，而且影响孩子的体型美，并因此给孩子造成心理上的负担，甚至成为孩子终生的痛苦。

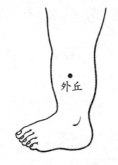

外丘穴有疏通胆经的作用，对于龟胸患儿，每天按揉左右侧外丘穴各10分钟，数月即可痊愈。

龟胸多跟两肋肋骨和肋软骨过度生长有关。两肋部是胆的部位，也是足少阳胆经的循行之所。在胆经上，有一个穴位叫外丘穴。这个穴位在外踝尖上七寸的地方，丘就是肌肉隆起的意思。所以，在小腿外侧肌肉隆起的地方就是外丘了。按外丘穴，可以起到疏通胆经的作用。

亲戚家有一小孩儿，龟胸非常明显。我告诉他的父亲，让他坚持给儿子按揉外丘穴，左右侧各10分钟。另外，要多让孩子到户外去晒晒太阳。两月后，我突然接到亲戚的电话，那头高兴地说，小儿的龟胸竟然消失了。

既然说到这里，那就再多说一点吧。现在很多小儿出现龟胸，与晒太阳较少有很大关系。很多小孩子整天待在家里看电视、玩电脑，有些家长也不愿意孩子到外面玩耍，害怕孩子遇到危险。结果造成小儿体内钙元素缺乏，这是诱发龟胸的一个很重要的原因。另外，缺乏母乳喂养也是造成龟胸的一大原因。

人之所以生病，多与违背自然规律有关系。小儿身体娇嫩，更是对外部环境较为敏感。改掉不良的生活习惯，多到户外运动，坚持母乳喂养，因为母乳中含有维生素D及其他营养，极易被宝宝吸收。多晒太阳，晒太阳是预防佝偻病最方便、最经济有效的方法，婴儿满月之后，可逐步增加日晒时间，每天坚持晒两个小时的太阳就可以满足维生素D的需求，这样龟胸的孩子就会减少一大半。

# 11. 囟门就是婴儿的健康信号灯——孩子囟门下陷怎么办

在婴儿的头顶部有一个柔软的、有时能看到跳动的地方，这个地方叫囟门。囟门的表面是头皮，下面是脑膜，其次是大脑和脑脊液。将手指轻放在囟门上，可以摸到跳动。

正常情况下，婴儿颅内的脑脊液和身体的血液、组织液不断交换，保持平衡，这时候小儿的囟门是微微下陷的。但是，当身体丢失较多水分时，脑室的脑脊液也会减少，压力降低，囟门便会明显凹陷。

通过囟门下陷，也可以发现很多小儿的不适。比如说，婴儿因呕吐、腹泻后出现囟门下陷，说明身体已中等程度地脱水，要及时补充水分，否则，因婴儿自然调节能力差，耐受力不足，可能发生循环衰竭，有生命危险。由于喂养不当造成重度营养不良的极度消瘦婴儿也会出现囟门凹陷，此时需加强营养，合理喂养。

从中医上讲，小儿囟门下陷叫"陷囟"。在《诸病源候论》中提到："脏腑气血虚弱，不能上充脑髓，故囟陷也。"很多家长在观察陷囟的患儿时，常常会发现婴儿还会表现为面色萎黄、吃得少、大便稀、手脚冰冷等。这多跟婴幼儿禀赋不足、泻痢气虚、脾胃阳气不能上充有关。

在治疗的时候，应选择阴交、水分两个穴位来调治。这里说的阴交，可不是腿上的三阴交穴，而是在肚脐下一寸的任脉上的一个穴位，也叫少关，对治疗小儿泻泄、陷囟效果非常好。水分穴也是任脉上的一个穴位，在肚脐正上方一寸处，可以治疗小儿腹痛、腹泻、陷囟、肠鸣等。

每天早晚，把宝宝平放在床上，然后家长用拇指（或食指中指合起来），揉这两个穴位各八九分钟，不仅可以治疗小儿陷囟，还可以让小儿的脾胃更加强健，孩子看起来也会更加水灵可爱。

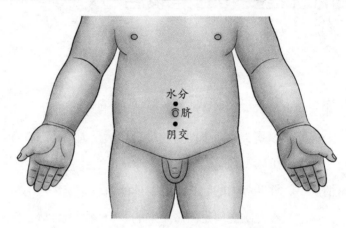

阴交和水分都是任脉上的穴位。阴交位于肚脐下一寸，水分位于肚脐正上方一寸。

## 12. 给新生宝宝的第一份爱——孩子得了黄疸怎么办

很多孩子刚出生的时候，身上会出现黄疸，一般情况下五至七天就会达到高峰，一两周之后，随着小儿肝脏功能的逐渐健全，就能消退，这是正常现象。如果三周以后还没有消退的话，那家长就要注意了。从医学上来讲，前者属于生理性黄疸，后者则属于病理性的。

中医认为，黄疸多是由于感受湿热疫毒等外邪，导致湿浊阻滞，脾胃肝胆功能失调，从而造成胆液不循常道，随血泛溢引起的目黄、身黄、尿黄等一系列症状。孩子出现黄疸的话，家长可以给孩子进行按摩，以帮助孩子身体上的黄疸消退。

中国有句成语叫"肝胆相照"，由此可知肝和胆的关系之密切。所以，选择胆俞的时候，不能少了肝俞。

另外，脾胃功能失调也是一个很重要的原因，所以还要选择脾俞。脊中和至阳都是背部督脉上的穴位，脊中有壮阳益气的作用，至阳可以退胆利黄。选这五个穴有标本兼治的作用。每天让孩子趴在床上，然后每个穴位揉上三分钟，就可以加速黄疸的消退。

宝宝刚出生的时候，很多家长都愿意把他们裹在襁褓里，担心他们

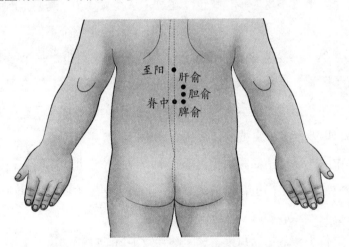

这五个穴位有标本兼治的作用，每天让孩子趴在床上，每个穴位揉上三分钟，就可以加速黄疸的消退。

受到伤害。但是，如果宝宝刚出生的时候确实存在不适的话，还是必须客观面对的，稍稍进行推拿，就能治好。

这就跟春天刚长出来的一棵小树苗一样，如果它长在石头缝里，只要把它移出来，放到正常的土壤里，它就能长成参天大树。否则，它就会一辈子长得歪歪扭扭的了。

## 13. 孩子每次拒食都是有原因的——孩子得了 鹅口疮怎么办

鹅口疮又叫急性伪膜型念珠菌病，好发于新生儿、小婴儿嘴唇上或口腔中，特别是长期使用抗生素或激素的患者身上。

我女儿的同事小张有一次抱着孩子来找我看病，我一看孩子的嘴唇上有白色的斑块，当时就说，这很明显是鹅口疮嘛。

小张点头说："周叔叔，您说得没错。前两天的时候嘴唇上就有白色的斑块，不过不是太多，我也没注意，从昨天开始，嘴唇上已经连成大片了。并且，孩子现在烦躁不安，不吃奶，总是哭个不停。"

那当然了，宝宝现在不能说话，但是他的哭声也是一个很好的信号。孩子哭闹、拒食，本身就说明鹅口疮很疼，需要家长注意了。

其实，鹅口疮的医学名称叫雪口病、白念菌病，多见于新生儿和婴儿泄泻，以及营养不良或麻疹等病后期的口腔疾患之一。

在中医典籍《诸病源候论》卷五十中说："小儿口里所起白屑，乃至舌上成疮，如鹅口里，世谓之鹅口。"由于它的主要症状以口腔舌上满布白色糜点，形如鹅口，所以有此病名。

中医认为，疮多与热毒有关，脾开窍于口，脾经郁热，循经上行，熏于口舌而致。既然发病在口上，就应当往病根上找。中医讲"脾开窍于口"，所以治疗的时候应以疏泻脾经之热为主，兼益气养阴。所以，如果是推手穴的话，可以脾为主，在小儿左手的脾、肺、后头点每天各揉300次；用火柴棒压耳穴的话，可选脾、肺、肾上腺、枕、口进行按压，各3分钟即可。

另外，鹅口疮在脚面上有一个高升点，找到这个痛点按压七到八分钟，可以更快地减轻疼痛，促进病情的恢复。

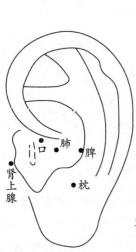
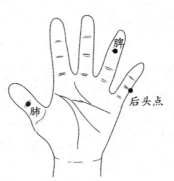
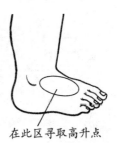

在此区寻取高升点

方法一：取小儿左手的脾、肺、后头点，每天各揉300次；方法二：用火柴棒压耳穴脾、肺、肾上腺、枕、口，各压3分钟。此外，在脚背上寻找高升点，在这个点上压七到八分钟，可以更快地减轻疼痛。

我给小张的孩子推手穴三天，病情消退。小张说，没想到小儿推拿如此神奇，以后一定要多钻研钻研。

# 14. 每次手术都是对孩子的伤害——孩子得了额窦炎怎么办

一旦患有额窦炎，前额部会感到闷胀、头痛、鼻塞，每天早上发作，逐渐加重，中午最重，午后逐渐缓解，至晚上头痛消失，次日重复发作，触压眼眶内上角有明显压痛。

我曾接到一位母亲的电话求助，电话里那位女士说，自己的孩子7岁了，经常说头疼，每天早晨头就开始疼，到了中午的时候最重，晚上就缓解了。到医院去做了脑部CT，被确诊为额窦炎，但是去了好几家医院，用药效果都不好。有的医生甚至推荐约专家给孩子动手术。

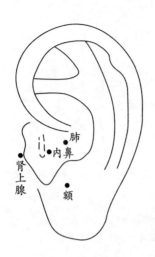

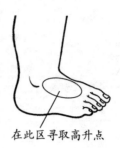

在此区寻取高升点

　　取双耳耳穴，用火柴棒压肾上腺、内鼻、肺、额这几个点，每个点3分钟。另外，在脚背上有一个高升点，用手压的时候，患儿会有痛感，每次压七到八分钟，每天一次。

捏捏小手百病消

　　我以前也治过几例额窦炎患儿，就把自己的方法推荐给她试试。取双耳耳穴，用火柴棒压肾上腺、内鼻、肺、额这几个点，每个点3分钟。另外，在脚背上有一个高升点，用手压的时候，患儿会有痛感，每次压七到八分钟，每天一次。

　　一周后，那位女士打来电话，说孩子的头疼已经明显减轻，她一定会继续按压下去。接下来她在电话里对我连连道谢，感激地对我说，自孩子得病后，整天愁眉苦脸的，吃不下饭，睡不好觉。心想，要是实在没办法，就给孩子找医生手术了。没想到，一根火柴棒就让孩子的头不疼了。

　　我说，给孩子用火柴棒按压，本身就是一种传递感情的过程。孩子在感受母爱的过程中，内心也会升起与疾病做斗争的希望，这也调动了孩子体内的内药库。疾病怎么能不愈呢。

　　要想预防额窦炎，家长平时要多注意孩子的鼻腔卫生。有些孩子感冒会经常流鼻涕，家长为其擤鼻涕把鼻子擤得又红又肿，此时家长要注意擤鼻涕的方式，找一块软一点的布，最好再浸一些生理盐水来反复冲洗鼻腔。

在做好预防的同时，各位家长必须认识到，治疗慢性额窦炎是一个长期的过程，患者及家长要有恒心与耐心。

# 15. 按摩比用药效果更好——孩子得了疮癣怎么办

疮癣是一种常见的小儿皮肤病，一般容易发生在头上，其次是脸上、四肢、躯干。疮癣发作的时候，最难受的就是痒了。孩子的自制力比较差，会用手去抓搔，这样就很容易造成感染，感染之后，疮癣会很快蔓延、扩大。虽然算不上什么大病，但是因瘙痒难忍，严重影响学习和生活，而且由于传染性还会影响与周围同学的关系，因此家长应给予足够的重视。

我有一个朋友家的孩子，7岁了，头上长有疮癣，起初也没在意。后来，疮癣周围的头发开始慢慢脱落，原来活泼可爱的孩子一下子变得很难看，总是被周围的孩子嘲笑。朋友就找上门来，让我给这孩子治治。

他这样的情况我治过不止一例，不算什么大病。我隔一天给孩子针刺一次龈交穴，四次过后，孩子头部的毛发开始停止脱落。两周之后，新发生出。

龈交穴位于唇内上齿龈与唇系带连接处，它又是任督两脉的交会之处。任脉主全身之阴脉，督脉主全身之阳脉。针刺这个穴位，可以促进人体气血平衡。另外，

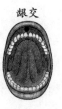

龈交

龈交穴是任督两脉的交会之处，又是足阳明胃经的所过之处，针刺这个穴位，既可促进人体气血平衡，又有清除胃火的功效。

龈交穴又是足阳明胃经的所过之处，针刺这个穴位，可以起到清除胃火的功效。身体气血阴阳平衡了，胃火消散了，疾病自然就消失了。

由于疮癣的传染性，因此应做好预防工作。避免与患有疮癣的人近距离接触，如果是自己患了疮癣，就应该主动与小孩隔开，防止传染。日常生活中脸盆、脚盆、毛巾等生活用品要一人一物。患了疮癣的最好不要去抓挠，因为孩子没有自制力，所以家长要特别留心，防止孩子抓破引发传染到皮肤其他地方。经常给患有疮癣的儿童换洗衣服，要穿宽松透气的衣服等等。

# 16. 按摩养五脏，胜吃保健品——小儿五七保健按摩法

何谓小儿五七保健按摩法？五指心、肝、脾、肺、肾，七指七个脑穴，即神门、皮质下、脑点、脑干、枕、太阳、额，都是手上的穴位（一般取左手）。

这是以×形平衡法、人体药库学、生态平衡论的理论而总结出来的总纲，只要建设好这个五七穴，就会治好各种疾病，使人的寿命能够突破百岁大关。手法上可以线、面按摩和点穴法相结合。

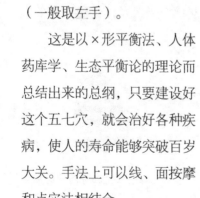

在中医学上，心是人体之皇帝，主神明与血液循环；肾是人体的皇后，主泌尿生殖、主骨，心

肾结合，组成人体最高指挥部；肺是人体之宰相，司气，主皮毛，是人体保健之盾；肝是人体的大将军，是营养仓库，排毒先锋，主筋与血管，也是心肾结合之桥；脾主运化，供给全身营养，乃是人体之基础，是人民大众。心肺通于皮质下，脾通于额，肝通于太阳，肾通于枕，五脏与脑密不可分。

我将神门定为脑穴，因神门镇静、消炎、镇痛、止痉作用特人；皮质下乃是人体的总指挥，心帝在其中指挥全身，对治疗各种瘫痪及各种慢性病作用显著而神奇；脑点分管人体发育，与内分泌关系密切，不仅可治发育异常诸病，对各种器质性病变，亦有再发育使其得到复健的作用，可探索用之于健康与长寿；脑干，有指挥全身运动，以及镇痉之作用，对治瘫痪与癫痫作用好。枕与分管泌尿、生殖的肾关系密切，是肾的后宫；太阳密切联系于肝胆，其作用等同肝胆；额与消化系统与精神系统关系密切，可用于治疗这些方面的病变。

这是我多年总结出来的按摩保健法，在实践中显示有很好的效果。如今，每当过年晚辈们带着孩子来看我，有一个必不可少的程序就是给他们的孩子做一次五七保健按摩法。但是我越来越老，我生怕以后按不动了，去年春节的时候就手把手地教给他们，每一个穴位我都用笔给他们画出来。

现在我把这个方法写在书上，希望千万孩子的家长也能掌握，我只是希望能为祖国下一代的健康成长献出微薄之力。

我是把"人体五七保健穴"作为人体健康与长寿的总纲来推荐的，我将在以后的书中写出专文，因为它们的确是人体健康的精华，保健与治病的精华，抓住了这个总纲，保健与治病的关键问题与疑难问题，都迎刃而解了。

# 17. 孩子体内自带消炎片

　　孩子耳朵上的神门、肾上腺、内分泌、皮质下、枕，手上的神门、前头点、头顶点、偏头点、后头点，脚穴参考手穴。

　　这五个穴位具有奇妙的消炎作用，可以用来治疗内脏、大脑及体表的各种炎症，对付各种皮肤病、疮疤，消除初起的良性肿瘤，对抗各种癌症，对于儿科同样适用。使用时只要加上病变的相应部位即可（如心脏病加心，肾病加肾，内脏、脑病、痛症可加交感），在手穴的运用上，可用神门、前头、头顶、偏头、后头，也可多加一个脑点，当具有与耳穴同样的作用。

　　现将五穴的作用简介如下。

　　一、神门：有镇静安神、止痛作用，是止痛要穴，也有泻火解毒、降气镇咳作用（痰多者不宜用），可以治疗癫痫、高血压等病。

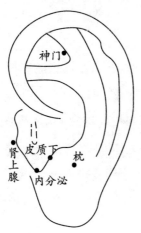

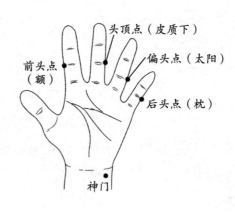

这五个穴位具有奇妙的消炎作用，可以用来治疗内脏、大脑及体表的各种炎症。

二、肾上腺：肾上腺是肾上腺皮质的代表区，能调节肾上腺和肾上腺皮质激素的功能，有消炎、消肿、抗过敏、抗风湿、抗休克作用，还有舒张和收缩血管的作用，对高低血压、无脉症、出血症有作用及退热作用，也可止咳止喘和治疗皮肤病。

三、皮质下：是大脑皮层代表区，有调节大脑皮层兴奋和抑制的作用。用于精神疾患诸病，可治内脏下垂，尚有镇静止痛、消炎退肿、止汗、抗休克功能，也是治疗各种瘫痪的要穴，并有强壮作用。

四、枕：常用于治疗精神系统的疾病和脑膜刺激症，如抽搐、角弓反张、牙关紧闭、颈强直、落枕及抗休克。预防晕车晕船，也可用于老花眼、皮肤病，对消炎、镇静、镇痛、止咳、止喘亦有作用。枕与肾连，亦有强壮作用。

五、内分泌：是人体内分泌系统代表区，常用于人体各类内分泌失调，与脑点紧密相连，可抗风湿、抗过敏、消炎止痛，治疗月经不调等症，对泌尿病、脉管炎亦有效。

# 周氏小儿推拿术，给孩子一个美好的明天

在本书的结尾，我要再次强调一下小儿推拿术的功效，小儿推拿术乃是小儿手上真正的仙丹，可以增强孩子的体质，还能增强孩子的记忆力与智力，潜力无穷，妙用无穷。希望有更多的父母一起来学习它，繁荣它，利用好小孩子双手上的亿万财富。

我再将周氏小儿推拿术简单归纳一下，主要就是以下10点。

1.一条生命线——捏脊。上捏为补，下捏为清。有防治百病功效，对小儿大脑发育有特妙效果，一天两次，一次5～10遍。

2.分推肩胛骨，宣肺健脾，有健肺防治感冒咳嗽、哮喘的功效，尤其止咳特效，次数100～300次。

3.清大肠与推大肠，防治腹泻（由指尖推向指根）、便秘（由指根推向指尖）100～300次。

4.四条退热线（上三关、天河水，退六腑，推脊椎），用法见前文。

5.推五经，肝木、心火宜清不宜补，肾水宜补不宜清。推五经可治白血病、心肌炎、中毒性菌痢等疑难杂病，用法见前文。

6.推揉板门，顺揉为平补平泻，偏温性；离心下推为清，可以止吐；向心上推为补，可以止泻。

7.头部按摩四法：开天门、推坎宫、揉太阳、揉高骨，用法见前文。

8.压揉肺四穴：肺、咳喘点、气管、哮喘点，用法见前文。

9.压揉五七穴：心、肝、脾、肺、肾、神门、脑干、脑点、皮质下（头顶点）、枕（后头点）、太阳（偏头点）、额（前头点），用法见前文。

10.五个消炎穴（内脏病、痛症加交感）：耳上的神门、肾上腺、皮质下、内分泌、枕。手脚上的神门（脚为昆仑）、前头点、头顶点、偏头点、后头点，用法见前文。

每个家长只要掌握了这10点要领，并能够加以灵活运用，就可以为孩子打下一副健康的身板，给孩子一个美好的明天。